貧乏人は医者にかかるな！

医師不足が招く医療崩壊

永田 宏
Nagata Hiroshi

a pilot of wisdom

目次

はじめに

日本の医療は大きな転換点に差しかかっている。そう聞くと、多くの人が超高齢化に伴う国民医療費の増加を思い浮かべるに違いない。実際この問題はマスコミでも、大きく取り上げられているし、医療費などによる国庫負担を減らすために消費税率をアップしようという議論が絶えない。なかには福祉目的税を含めて消費税率を二〇パーセントまで引き上げざるを得ないという意見もあり、国民の多くが将来の生活に大きな不安を抱いている。

しかしここで言う医療の転換点は、医療費の問題とは次元を異にするものである。医師不足こそが、本書のテーマだ。すでに産科や小児科において、医師がかなり不足していることは、多くの人がご存知だろう。しかし一方で、その問題は対岸の火事のようなものと感じていないだろうか。医師不足といっても、所詮は地方の出来事に過ぎないのではないか。産科や小児科の医師が減ったのは、単に少子化の影響によるものだろう。何も心配する必要はない。そう思っているかもしれない。

日本は世界的に見ても安価で良質な医療を、長年にわたって国民にあまねく提供し続けてきた。保険証一枚あれば、いつでもどこでも誰でも、医療サービスを手に入れることが出来る。最高度の医療を誇る大学病院ですら、すべての患者に対して門戸を開いている。今ではそれが当たり前になり過ぎて、医療を受けられることに対する感謝の気持ちも、すっかり消え失せてしまっていないだろうか。

しかし、あと数年もしないうちに、我々は厳しい現実に直面しなければならなくなる。医師不足は産科と小児科に限った話ではない。地方の病院に限った話でもない。ほとんどあらゆる科目において、すでに医師不足が限界にまで達しつつある。団塊の世代が後期高齢期（七五歳以上）を迎える二〇二五年までには、外科をはじめとする主要な科目のほとんどが、医師不足に見舞われる。患者当たりの医師数が今の半分以下になる科目がいくつも出てくる。いつでもどこでも誰でも、という神話は、その時までには完全に崩壊していることだろう。

国民の多くは、まだこの現実に気付いていない。それはマスコミが気付いていないからであり、なによりも政府が公表していないからに他ならない。政府は長年にわたって、近い将来、医師が余る時代が来ると言い続けてきた。またそうなることを防ぐためと言って、医学部の定員を大幅に削減し続けてきた。今でも医師は余ると主張している。厚生労働省の官僚たちは、実は医師が圧倒的に不足していることを十分に認識しているが、諸々の事情で公表出来ないらしい。だから誰も言わないのである。

しかし医師不足はもはや、どうにもならない段階にまで達しているのだ。本書ではそのことを、他ならぬ厚生労働省の資料に基づいて明らかにしていこうと思う。また諸外国の状況を参考に、日本が採り得る道や日本の医療の将来像について、検討したいと思う。

本書ではあえて思い切った、ともすれば過激とも取れる表現を用いている部分もある。しかし筆者の意図は、医師不足の深刻さを知ってもらうことにある。本書を通して、多くの国民がこの現実を理解し、将来への備えとしていただければ、筆者の目的は達成されたことになる。

第1章　表面化する医師不足

壊滅する産科医療

この数年、医師不足に関する報道が増えてきた。とりわけ産科が深刻だ。出産難民という言葉すら登場する有様で、我々の暮らしの安心が、徐々に失われていくような気がしてならない。マスコミの報道は、何かにつけ大袈裟《おおげさ》になる傾向にあるものの、火のないところに煙は立たない。報道内容をかなり割り引いたとしても、何かおかしなことが生じているに違いない。

はじめは隠岐や三重県南部で、産科医が不足しているという記事が、新聞にちらほらと見受けられるだけだった。もちろん地方の病院が慢性的な医師不足であることは、誰でも知っていることだ。まして地方に医師が集まらないのは、今に始まったことではない。だからさしたる注目を集めなかった。それがわざわざニュースになったこと自体が何か変ではないか、と気付くものはほとんどいなかった。

ところが産科医の不足は、あっという間に全国に拡大した。今や地方都市の病院、さらには大都市の病院でも、産科医不足が露呈し始めている。妊婦の受け入れ制限すら、多くの病院で始まっている。

たとえば大和高田《やまとたかだ》市立病院である。奈良県西部、橿原《かしはら》市の西側に位置し、大阪へのアクセスも良く、近年はベッドタウンとしても発展している。その中核医療施設である大和高田市立病院は、ベッド数三二〇床。奈良県災害拠点病院や救急医療指定病院などの指定を受けている。ところが新聞報道によると、その大和高田市立病院で二〇〇六年六月から分娩制限が始まった。大和高田市と周辺三市町の妊婦か、実家がこの地域にあって、里帰りで戻ってきた妊婦のみを、受け入れるということだ。

二〇〇六年一一月二〇日付けの読売新聞には、もっと衝撃的な記事が掲載された。大阪市立住吉市民病院の産婦人科で、分娩制限が始まったという内容である。記事によれば、毎月先着二〇名までの制限を設けているという。二一人目の妊婦が来ても、お断りということになってしまう。産婦人科医が相次いで三名辞めてしまったため、残ったスタッフ(常勤二名、非常勤一名)ではこれで精一杯なのだそうだ。住吉市民病院はベッド数二四五床。大阪市の中心部にほど近く、立地条件は申し分ない。都市生活を好む医師なら喜んで集まるはずの病院である。そういう病院ですら、本格的な患者受け入れ制限を行わなければならない。事態は相当深刻である。

さらに追い討ちをかけるように、二〇〇六年一二月三〇日付けの朝日新聞に『お産ピンチ』首都圏でも　中核病院縮小相次ぐ」と題した記事が掲載された。それによれば、都立豊島病院が二〇〇六年九月から分娩を全面休止。都立墨東病院の総合周産期母子医療センターでは分娩を縮小。大田区の荏原病院も分娩を縮小。さらに東京逓信《ていしん》病院も産科診療と分娩を休止したという。記事を確かめるべく、インターネットで各病院のサイトにアクセスしてみると、確かにその旨が記載されている。大袈裟でも何でもなく、ありのままの事実なのである。

とすれば、もはや大都市の大病院でも、産科医がかなり不足していると考えて、まず間違いはない。実際、二〇〇六年に入ってから、分娩休止や妊婦の受け入れ制限を行う病院が急増している。

大阪府済生会富田林病院（産科休止）
浦安市川市民病院（分娩休止）
国立病院機構災害医療センター（産科休止）

東京医科大学八王子医療センター（妊婦制限）
済生会横浜市南部病院（妊婦制限）
宝塚市立病院（妊婦制限）
厚木市立病院（産婦人科休止）

いくら挙げても切りがない。産科は本当に壊滅状態なのである。

増えるフリーター医師

最近、病院を辞める医師が急増している。実は私の友人、知人の中にも何人かいる。辞めても開業したり別の病院に勤めたりするわけではなく、転々とアルバイト勤務を続けながら生計を立てている。三〇代、四〇代という年齢でありながら、週に二日か三日働き、あとはボンヤリと時間を過ごしている。

いわゆる「フリーター医師」である。企業の健康診断や病院の当直（夜勤）など、大都市には医師のアルバイト先が豊富にある。またそれを斡旋《あっせん》する業者も多い。インターネットで登録しておけば、すぐにアルバイトの話が回ってくる。日当は一日五万円から一〇万円程度。週三回もやれば、家族持ちでも十分生活していける。もちろん、生活の保障はないし、そういつまでもアルバイトというわけにはいかないはずだ。しかし勤務医に戻ろうというものは少ない。戻ろうと思えば簡単に戻れる。今は全国の病院が一年を通して医師募集を行っている。その気になれば、職場はいくらでもあるのだ。

単に怠けたいだけなのか。

仕事が嫌なのか。

しかし理由を聞いてみると、そうではない。

「あのまま勤務していたら、過労死していただろう」

「時間的にも精神的にもまったく余裕がなかった。いつか必ず重大な医療ミスを犯すに違いないと思った」

そして全員が全員、「もう、やっていられない」と本気で感じたという。あまりにも医者が足りないため、睡眠時間は平均二、三時間。なかには一ヶ月以上にわたって、家に帰れなかったと話す医師もいる。過労のため、自らが入院する羽目に陥ったものも少なくない。人一倍責任感の強い医師ほど、三〇歳そこそこで燃え尽きてしまう。精神の緊張の糸が限界まで張りつめ、ほとんど再起不能に近い状態になってしまうらしい。

だから逃げるしかない。自分が生き残るためには、完全に燃え尽きてしまう前に、地位も収入も捨てるしかなかったと言うのである。フリーター医師になって初めて人間らしい生活を送れるようになった。彼らはそう感じているのだ。

医師が余る時代が来るはずだった

世間一般の認識としては、「医師は足りているだろう。さすがに昨今のテレビや新聞を見れば、余っているとは言い難いが、それは一部の地域・病院に限られたことに違いない」というものだろう。我が身に直接降りかかってくると本気で心配する人は、あまりいないはずである。

なにしろ長年にわたって、「医者は余っている。医師が大量に失業する時代がもうじきやってくる」と政府が言い続けてきたのである。マスコミもついこの前までは、そのように報道し続けてきた。だから国民の多くが今までずっとそれを信じてきた。私自身そう信じた時もあった。

もともと私は大学で計算化学という、コンピュータで計算ばかりやっている奇妙な学問を専攻していた。それがどういうわけかオリンパス光学工業（現・オリンパス）に入社し、医療情報という聞きなれない分野の仕事を担当することになってしまった。オリンパスというとカメラで有名だが、入ってみると中身は医療機器メーカーだった。内視鏡、顕微鏡、血液検査装置などが主力製品になっていた。

入社当時はまだ計算化学に近い仕事をしていたのだが、その頃、近い将来医師が余るから医学部の定員を削減しようと国が言い出した。これは医療機器メーカーとして由々しき事態だった。医療機器の売上げは、医師の人数に比例する。医学部の定員削減は、将来の国内市場が頭打ちになることを意味していた。医療機器に代わる新しい市場を掘り起こさなければならない。それには医療情報分野がいいだろう。これからは情報化の時代だ。医療も情報化されるから、きっと市場が拡大するに違いない。経営者がそう考えるのは当然のことであったと思う。

幸か不幸か、私は化学出身だ。化学出身なら薬学は分かるはずだ。薬学が分かるくらいなら、医療も分かるに違いない。しかもコンピュータが使える。なんだかいい加減な理屈だが、会社というものは往々にしていい加減である。かくして私は配置換えになり、医療情報の分野に手を染めることになった。今では頭から足の先まで染まってしまい、大学で習った化学の知識など、とうの昔に忘れ果てた。そうなってしまった原因は、もうじき医師が余る時代が来るという国の一言だったのである。だから私としても、それを信じるより仕方がなかった。

ところがいざ情報を集め始めてみると、どこにも医師は余っていなかった。余っているのはせいぜい大学病院くらいで、他はどこに行っても不足気味だった。まして僻地《へきち》の病院などは、明らかに医師不足だった。

その後、一九九六年から築地の国立がんセンター研究所に研究派遣で行くことになり、四年半ほどここで働いた。国立がんセンターは、同じ敷地の中に病院と研究所が建っている。研究所には一六〇人ほどの研究者がいた。一方、病院は六〇〇床の大病院で、医師が常勤だけで一〇〇人ほどいた。当時としては(おそらく現在でも)、破格の人数と言っていい。地方の病院に行けば、六〇〇床の大病院でも医師数は常勤換算で六〇人か、せいぜい七〇人くらいしかいない。

しかしその国立がんセンターですら、医師が足りているという印象はまったく受けなかった。彼らはいつでも忙しく、寝不足で、疲れた顔をしていることが多かった。国立がんセンターの医師ともなれば、診療以外の仕事も多い。たとえば論文を書いたり学会発表をしなければならない。しかしその分を割り引いたとしても、医師が余っているという印象はまったくなかった。医師が過剰になる時代が到来すると国が言っているのは、どうも嘘っぽい。そう私が感じたのが、一九九〇年代後半のことである。

ターニングポイントは二〇〇〇年

とはいえ、当時はまだ決定的な医師不足ではなかった。医師が忙しいのは当たり前だったし、マスコミに取り上げられるような問題でもなかった。今日から見れば、まだまだ余裕があったのである。

では一体、いつ頃から本格的な医師不足が始まったのだろうか。友人の医師たちに聞いてみたところ、二〇〇〇年前後から、病院の仕事がきつくなり始めたという。とくに小児科や産科では、この頃から、激務に耐えかねて病院を去っていく医師が出始めたらしい。

実際、新聞各紙の記事を検索してみると、二〇〇〇年に入った辺りから、医師不足に関係すると思われる記事が、全国紙レベルでポッポッと見られるようになる。はじめは小児科医の不足を伝える記事が多かった。また、未熟児病床や小児ＩＣＵの不足を伝える記事、小児救急における人手不足、さらには小児科医の勤務実態に迫る記事もあった。

病院の医師の勤務時間は我々一般人とは大きくかけ離れている。とくに三六時間勤務という変則的な勤務が、慣習として今でも続いている。まず通常の日勤をこなし、その後、当直に入り、翌日も朝から夕方一杯まで勤務を続けるのである。当直の間、医師は仮眠を取ることが許されているが、小児科の場合、実際にはほとんど寝る時間はない。小児の病状は猫の目のように急変するからである。まして小児救急病院ともなれば、夜通し急患が運び込まれてくる。三六時間勤務といえば、文字通り三六時間連続勤務なのである。それに耐えかねて病院を去る医師が出始めたのが二〇〇〇年前後だ。

誰か一人が辞めると、その分を残った医師で穴埋めしなければならなくなる。当直回数が週一回から二回、三回と増えていく。そのためさらに医師が辞めてしまい、ますます現場は苦しくなっていく。新聞にもそうした実態が報じられるようになった。

また、医療事故の主な原因が医師不足にあると報じている記事も、この頃から出始めた。とくに救急医療に関しては、全国の救命救急センターの実に三割で医師と看護師が不足していることや、深夜に救急専任の医師が当直しているのは三割に満たないこと、市中の一般病院の救急に至っては、夜間は経験の浅いアルバイトの当直医しかいないという事実も報じられた。医療事故は起こるべくして起きていたのである。

しかしそうした実態を伝える記事が、社会の注目を集めることはなかった。それよりも医療ミスや医療訴訟の記事が、圧倒的に多かった。また「理想の医療とは」といった論調の記事も多く、医師不足を訴える声は、それらに掻《か》き消されてしまっていた。「現場では医師も看護師も不足しています。なんとかしてください」という話よりも、「悪い奴らを懲らしめろ」とか、「医師は赤ひげたれ」といった論調のほうが読者に好まれるのは仕方がない。新聞も商売である以上、読者の読みたい記事を優先せざるを得ない。

だが、今から思えば、二〇〇〇年前後だったら、まだ軌道修正が出来たのかもしれないのである。あの頃、国民と政府が、医者が本当に不足しているのだと正しく認識出来ていたら、そして適切な対策を立てていたら、こうはならなかったのかもしれない。しかし今更それを言っても仕方がないことだし、我々はすでに後戻り出来ないところまで来てしまっているのだ。それは追い追い明らかにしていくことにしよう。

国立循環器病センター

二〇〇七年三月に入ると、事態は一層深刻になっていく。産科と小児科にとどまっていた医師不足が、循環器にまで飛び火した。国立循環器病センターのＩＣＵ（集中治療室）の医師が一斉に退職することになったのだ。毎日新聞には、次のように報じられている。

「国立循環器病センター：ＩＣＵ専属医師５人が一斉退職」

国立循環器病センター（大阪府吹田市、６４０床）の外科系集中治療科（ＩＣＵ）の専属医師７人のうち５人が、３月末で一斉退職することが分かった。ＩＣＵは心臓血管外科の一部門として年間１１００以上の症例を受け入れ、24時間態勢で手術後の管理や急変患者の全身管理をする部署で、緊張と過労を強いられることが退職の背景にあるとみられる。同センターは、他部署からの異動や体制の変更で「患者には影響を与えない」としている。

同センターによると、ＩＣＵは20床あり、集中治療を専門とした専従の医師が所属。心臓移植などの手術後の患者や、多臓器不全患者などを担当し、重症例が多い。心臓血管外科は、循環器病分野では世界トップレベルの質と全国有数の手術件数を誇っている。

（毎日新聞　二〇〇七年三月一日付け）

国立循環器病センターは、厚生労働省が直轄する、心臓病や脳溢血などの治療のための文字通りフラッグシップ病院だ。そこの医師になるということ自体が、かつては大変名誉なことだった。その旗艦の重要な一部門で、医師が一斉に退職する。その理由が「緊張と過労」だというのである。

しかもその数日後には、ＩＣＵの後任になるはずだった外科医二名も辞表を提出した。誰もやりたくない職場ということなのだろうか。ＩＣＵの機能が麻痺《まひ》してしまえば、循環器病センターとしての機能そのものが大きな制約を受ける。心臓手術でも脳血管手術でも、術後のＩＣＵ治療は欠かせないのだから。

医師たちが地位も名誉もかなぐり捨てて、医療現場から逃げ出していく。国立循環器病センターのこの出来事は、まさに日本の医療が置かれた現状そのものを象徴しているのかもしれない。そしてその根底にあるのが、深刻な医師不足なのである。

しかし医師は本当に不足しているのか。まずはそのことを解明しなければならない。

第2章　医師不足は現実である

「医師の需給に関する検討会」

現場が医師不足に喘《あえ》ぎ、どうも様子がおかしいのではないかとマスコミも気付き始めた頃、東京の霞が関の一角では、「医師の需給に関する検討会」が開かれていた。厚生労働省が主催する検討会だ。

厚生労働省に限らず、各省庁の下には様々な検討会や研究会が設けられている。各界の有識者や業界関係者などを集め、国の政策の下地となる意見や研究を取りまとめるためのものである。通常は一年ないし二年の期間をかけ、一〇回以上の会合を経て、報告書がまとめられる。「医師の需給に関する検討会」も、そうした数ある検討会のひとつである。しかし医師の人数の過不足や、今後の医師の需給について話し合う唯一の検討会だ。この問題に対する影響力は非常に大きいと言える。

同様の検討会は過去にも設けられている。すでに一九八四年、「将来の医師需給に関する検討委員会」が設置され、一九八六年に「最終意見」を提出している。その後、一九九三年には「医師需給の見直し等に関する検討委員会」が、翌年に報告書を「意見」という形で提出した。さらに一九九七年には「医師の需給に関する検討会」が設置され、翌年に報告書を発表している。したがって今回が四つ目の検討会ということになる。毎回、名称が若干違っているが、本書では、「医師の需給に関する検討会」と統一して記すことにする。また区別が必要な場合には、「医師の需給に関する検討会（二〇〇六年）」というように、報告書や意見が提出された年を併記することにする。

今回の検討会は、二〇〇五年二月から二〇〇六年七月にかけて開催された。参加した委員は、医学部の教授、大学病院や国公立病院の病院長や理事長、日本医師会常任理事、地方自治体の保健福祉部門の責任者などであった。またマスコミ代表として読売新聞の記者も加わっていた。合計一五回の会合が持たれ、二〇〇六年七月二八日に最終報告書を発表した。各回の議事録、配布資料、中間報告書、最終報告書等はすべて厚生労働省のサイトに掲載されており、誰でも閲覧することが出来るようになっている。

だが、その報告書の中身はがっかりさせられるものだった。従来から国は、医師は足りている、間もなく医師が過剰になると言い続けてきた。今回の報告書もそれにほぼ沿った形のものになっていたからだ。

（医師の需給の見通しとしては）平成34年（２０２２年）に需要と供給が均衡し、マクロ的には必要な医師数は供給される。

これが結論だ。

しかしそれなら、今はまだ医師が足りていないのだろうか。それについては、申し訳程度に次のように書かれている。

（医師の勤務時間を週48時間として必要医師数を計算すると）平成16年（２００４年）において、医療施設に従事する医師数が２５・７万人（中略）であるのに対し、医療施設に従事する必要医師数は２６・６万人（中略）と推計される。

つまり、すべての医師が週四八時間のみ勤務すると仮定すると、二〇〇四年において九〇〇〇人の医師が不足していることになる。不足分を補うために、実際には週四八時間を超えて勤務している医師も大勢いるということだろう。ただし報告書の中には、九〇〇〇人が不足しているとは書かれていない。右の文脈からはそういう解釈が成り立つのだが、それは読む側の責任とでもいうことだろうか。厚生労働省は、口が裂けても医師不足とは言わない覚悟なのかもしれない。

大本営発表

この報告書の内容をまともに信じる医師は、医療現場にはほとんどいないはずだ。数万人単位で足りていない、それが現場の感覚だ。検討会の委員の中にも、この結論をまともに信じている人はほとんどいなかった。それは議事録を読めばすぐに分かる。多くの委員が現場の窮状を切々と訴え、なかには「医師が絶対的に足りていないのではないか」と厚生労働省の官僚に本音の質問をぶつける委員さえいた。しかしそれらの声は、報告書を取りまとめる段階で、すべて消されてしまった。

最初から結論有りきだったに違いない。なるほど不足感はあるかもしれないが、不足しているわけではない。一部の地域や科目で不足しているように感じられるのは、医師が偏在しているからに過ぎない。それを是正すれば、ほぼ足りているのだ。それが厚生労働省の見解である。

そもそも四つの検討会すべてが、実に怪しげである。報告書などをチェックしてみると、その時々の結論は次のようになっている。

一九八六年　二〇二五年には医師の一割が過剰になる。一九九五年を目途に医師の新規参入（医学部の定員）を一〇パーセント削減すべきだ。

一九九四年　一九九八年から遅くとも二〇一五年には、供給医師数が必要医師数を上回る。医学部の定員の一〇パーセント削減のために、関係者は最大限努力すべきだ。

一九九八年　二〇一七年頃から供給医師数が必要医師数を上回り、二〇二〇年には約六〇〇〇人、二〇二五年には約一万四〇〇〇人の医師が過剰になる。引き続き医学部定員の削減に努力すべきだ。

二〇〇六年　勤務時間を週四八時間と仮定すれば、現状では九〇〇〇人程度の医師が不足しているが、二〇二二年には必要医師数が満たされる。

明らかにおかしい。一九八六年の報告書では、このままでは医師が過剰になるとして、早急に医学部の定員を一〇パーセント削減すべきだと結論付けた。それを受けて翌一九八七年から医学部の定員削減が開始され、二〇〇四年には一九八四年と比べて七・九パーセントが削減されている。

さらに一九九四年の報告書では、早ければ一九九八年から医師が過剰になると言い出した。供給医師数が必要医師数を上回るということは、医師が過剰になるということである。今頃は仕事にあぶれた医師が掃いて捨てるほどいるはずだった。

ところが一九九八年になってみると、二〇一七年には医師が過剰になると言い換えている。さらに二〇〇六年になって初めて、医師は九〇〇〇人不足していると言い出した。実際にはそうは言っていないのだが、報告書の文脈からは、そう読み取れる。しかしそれでも二〇二二年には医師が必要数に達するとしている。

文字通り、大本営発表である。二〇二五年頃には医師が過剰になるというお題目が最初からあって、それに沿うように辻褄《つじつま》を合わせているとしか思えない。だから今回の検討会も、結論は役人たちの間で最初から決まっていたに違いない。

それが証拠に、二〇〇六年の報告書の中には、次のような一節が入っている。

なお、平成10年に行われた検討では、医師の労働力提供を70歳までとしていたが、医師・歯科医師・薬剤師調査における現在の回答状況及び就労状況にかんがみ、今回は上限を設定していない。

「医師の需給に関する検討会（一九九八年）」の際には、医師の現役年齢を七〇歳までとして、需給の計算を行った。その結果が、二〇一七年には医師が過剰になるという結論であった。ところが今回の検討会では、医師の就労年齢の上限を撤廃した。日本の医師免許は一生涯有効である。その意味では、七〇歳以上の医師も、帳簿上は一人の医師としてカウントされる。すでに引退していようとも、手もとや足もとがおぼつかなくなっていようとも、本人が免許を返上しない限り、医師ということになる。そういう人々も全員ひっくるめて、高齢の医師たちが死ぬまで一人前の働きをするという、無理に無理を重ねた仮定のうえに立って計算すれば、二〇二二年には医師が必要数に達すると言い張っているのだ。

「骨太の方針」が医療を細くした

すでに厚生労働省の官僚たちも分かっているのである。分かってはいるが、諸般の事情や役所間のしがらみで、どうしても本当のことは言えないのである。

少し考えてみれば分かるはずだ。厚生労働省にしてみれば、医師数を増やしたほうが、自分たちの影響力が強まる、つまり省益を拡大できる。それにもかかわらず、これまでの「医師の需給に関する検討会」で、医師の削減が盛り込まれてきたのは、高騰する国民医療費を抑制したいという政府・財界の基本方針があったからだ。

医療経済学のドグマのひとつに、「医師の増加が国民医療費の増加を招く」というものがある。医師が増えることによって、新たな医療ニーズが掘り起こされ、その結果として国全体の医療費が増加するという学説である。一九七〇年代から世界中で言われ始め、実際の統計でもこれを裏付ける数字が次々と公表されたため、各国の医療政策に大きな影響を与えることになった。そして日本政府もこれに従って、一九八〇年代後半から医師数の抑制策に乗り出したのであった。

また当時は、まだ医師が不足していなかったことから、日本医師会をはじめとする医学界全体からの反発も、あまり大きくはなかった。むしろ開業医の中には、この政策を歓迎する声のほうが大きかった。医師が増えないほうが、自分たちの既得権を守るのに都合が良かったからだ。

しかし今や、医師が決定的に不足していることが明らかになりつつある。医師を増やす政策に転換するには、千載一遇のチャンスが到来したのである。それでも厚生労働省が何も言えないとすれば、やはりそこには何か理由があると考えるのが自然だろう。そしてそのヒントが、政府・与党医療改革協議会による「医療制度改革大綱」と、政府の「骨太の方針（経済財政運営と構造改革に関する基本方針）」の中に隠されている。

二〇〇五年に発表された「医療制度改革大綱」では、医師不足に関して次のように書かれている。

地域ごとの医師の偏在により、へき地等における医師不足が大きな問題となっている。また、小児科、産科などの特定の診療科における医師の不足が深刻化している。このため、都道府県ごとに医療対策協議会を設置し、医学部入学定員の地域枠を拡大するなど、地域の実情に応じた医師確保策を総合的に講じていく。

二〇〇五年の段階では、政府・与党内に「医師不足」という認識が、限定的とはいえ、あったことが分かる。彼らは、医師不足が深刻化しつつあることを、十分に認識していたのである。

ところが、その後閣議で決定した二〇〇六年の「骨太の方針」の中には、医師不足という言葉が見つからない。

医療制度改革の着実な実施に努め、小児科・産科等の診療科や地域における医師の確保・偏在への対応、夜間・救急医療体制の整備、看護職員の確保やその養成の在り方の検討等医療提供体制の整備を進める。

「骨太の方針」では医師不足という言葉が削除されてしまったのだ。医師は地域や科目ごとに〝偏在〟しているのだという表現に置き換えられてしまったのである。政府の公式見解としては、医師は人数的には足りている、ということになる。

これには厚生労働省も逆らえない。政府の公式見解なのだから、これに異を唱えることは、民間企業で言えば社長方針に逆らうのと同じことになってしまう。

これは筆者の推測だが、「骨太の方針」を作る段階で、財務省や経済財政諮問会議から横槍が入ったのではないだろうか。彼らは今でも、国民医療費の抑制、削減のために医師をさらに減らすべき、という考えを持っている。一九七〇年代の医療経済学のドグマを、そのまま今日まで引きずっているのである。だからどうしても医師を増やしたくないし、むしろ減らしたい。

医師不足など、とんでもない。不足ではなく、単に偏在しているだけだ。うまく均《なら》せばまだまだ十分に足りている。方針の取りまとめの段階で、そういうやりとりがあったに違いない。そして最終的に厚生労働省が負けたということなのだろう。霞が関の中で厚生労働省が最弱であることは、医療業界の人間なら誰でも知っている。ましてや、その外局である社会保険庁が国民年金の不正免除問題で火達磨になっている最中でもある。抵抗することなど、出来ようはずもない。

いずれにしても「骨太の方針」が出てしまった以上、厚生労働省としては医師不足という言葉を使えなくなった。人数的には足りていると主張せざるを得ない。だからこそ、「医師の需給に関する検討会報告書（二〇〇六年）」において、あれほど馬鹿げた、半ばヤケッパチとも取れる計算をしなければならなかったのだ。もし将来また同様の検討会が開かれて、その時も政府の方針が今と変わっていないとすれば、今度は「医師は全員死なないと仮定すれば、二〇二五年までには医師の必要数が満たされる」と書くことになるかもしれない。

ただ、二〇〇六年の報告書では、医学部の定員削減という従来からの文言が外されている。本当に二〇二二年以降に医師が過剰に転ずるのであれば、この報告書でも医学部の定員削減を謳《うた》ったはずだ。それが入っていないのは、厚生労働省が見せた、ささやかな意地ということなのかもしれない。

新臨床研修制度だけが原因か

霞が関でそのような委員会が開かれている最中にも、医師不足はどんどん悪化していく。とくに地方における産科と小児科の不足はどうにもならない状況に達していた。地方自治体では、医師確保のために考えられるあらゆる策を講じているが、功を奏した例は稀《まれ》である。一度医師が不足し始めると、それが周辺に次々と波紋を広げ、あっという間に地域全体が医師不足に陥ってしまう。負の連鎖が日本のあちこちで始まっている。

さすがに地方からの不満が日に日に増してきたため、これをかわすために二〇〇六年八月、政府は、とくに医師不足が深刻な一〇の県の大学と自治医科大学に対して、二〇〇八年からの一〇年間に限って、それぞれ最大一〇人ずつ定員を増やすことを許可した。その前の七月には、「医師の需給に関する検討会」の報告書が公表されており、その中に、これまで見てきたように、医師が九〇〇〇人程度不足しているとも取れる記述があった。少しだけ定員を増やすのには、ちょうどいいタイミングだったと言えよう。根本的な解決にはならないが、地方の不満を和らげるためのガス抜きになるはずだ。そしてその効果はあった。実際、その発表があってからしばらくは、医師不足の報道は一時的にせよ、下火になった。さらに政府は、二〇〇七年八月にも僻地勤務という条件付きながら各都道府県ごとに五人程度までの定員増を認める方針を示している。

だが、医師不足問題はこれで収まったわけではない。なぜなら医師は本当に不足しているからだ。政府がどんなに「足りている」と主張しても、病院経営者や医師本人たちが「医師は不足している」と痛感しているのだから。

多くの新聞記事が、地方における医師不足の原因を、二〇〇四年度からスタートした新臨床研修制度に求めている。それまでは大学教授を頂点とする医局の力が強く、そのため新人の臨床研修先は、ほとんど教授の一存で決められていた。そのことがかえって地方の病院にはプラスに働いていた。教授とのパイプさえ維持していれば、医師は自動的に送り込まれてくる。ところが新臨床研修制度では、臨床研修先は医師本人が決めるように改められた。教授は口出し出来なくなった。それによって地方大学出身の医師たちが、都会に流れてしまい、地方の医師不足が深刻化した。そのように説明している。「医師の需給に関する検討会」でも、多くの委員から、同様の見解が示されている。

しかしそれだけでは説明がつかないのだ。新臨床研修制度の一期生たちは、二〇〇六年三月に研修を終えた。たしかに彼らの大半が地方に戻らなかった。都会の病院に就職先を見つけ、そこに定着したのである。

つまり、そのこと自体が、都会においても医師が不足している事実を間接的に証明していると言えるのではないか。仮に都会の病院が医師過剰であるとすれば、職にありつけないものが大勢出るはずであり、医師が不足する地方病院に就職先を求めるはずだからである。

事実、東京の病院ですら、医師不足が深刻化し始めている。たとえば都立病院の大半が医師不足だ。都立病院といえば、ほんの一昔前までは、一流大学出身者でも就職が難しいと言われるほど人気が高かった。ところが今や、ネット上で医師を募集するほどにまでなっている。墨東病院や駒込病院といった、設備も立地条件も申し分ない病院でも、ほとんど常時、様々な科目の医師を募集している。

都立病院ばかりではない。かつては医者が余っていた都内の大学病院ですら、科目によっては医師が不足気味になってきている。

私の友人の中に、最近まで都内の大学病院の救急部に勤務していた外科医がいる。名前を出せば誰でも知っている、全国でも名の通った病院だ。救急部はとくに有名で、テレビのドキュメンタリー番組でもたびたび取り上げられてきた。

その救急部には、救急専用のベッドが三〇床近く用意されている。ところが友人によると、そのうちの半分は、ずっと閉鎖されていたという。医師が足りないからである。満床にしてしまうと、手が十分に回らず、かえって患者を危険に曝《さら》すことになってしまうからだ。その友人はすでに別の病院に移ってしまったが、彼の後任はまだ決まっていないらしい。とすると、今頃はさらに受け入れ患者数を絞っているのかもしれない。

地方と都会とを問わず、今や医師不足は全国的な問題にまで進展している。今更どう言い繕っても仕方がないところまで来ているのである。

ＯＥＣＤ加盟国の医師数

しかし間接証拠や個人的な体験、印象などを積み上げてみても、今ひとつ説得力に欠けるのは否めない。そこで今度はもっと具体的な証拠を見ていくことにしよう。

最初に示すのは、ＯＥＣＤ（経済協力開発機構）の統計データである。ＯＥＣＤでは二年ごとに加盟国の保健医療統計を取りまとめて出版物として公表している。ここでは二〇〇五年版に基づいて進めていこう。

その中に、加盟各国の人口一〇〇〇人当たりの診療医師数が記載されている。次ページの図1は、それを基に作成したものだ。なお診療医師数とは、「公的及び民間施設で実際に診療を行っている医師の数」と定義されている。

これを見ると、各国によってその数字に大きな開きがあることが分かる。ＯＥＣＤ全体の平均では、人口一〇〇〇人当たり二・九人となっている。日本はどこかと探してみると、下から四番目に位置している。人口一〇〇〇人当たり医師二・〇人だ。日本よりも順位の低い国は、韓国、メキシコ、トルコである。日本の人口当たりの医師数は、西側先進国の間では最低、ＯＥＣＤ全体で見てもかなり少ない。

■ 図1 OECD加盟諸国の診療医師数（人口1000人当たり）

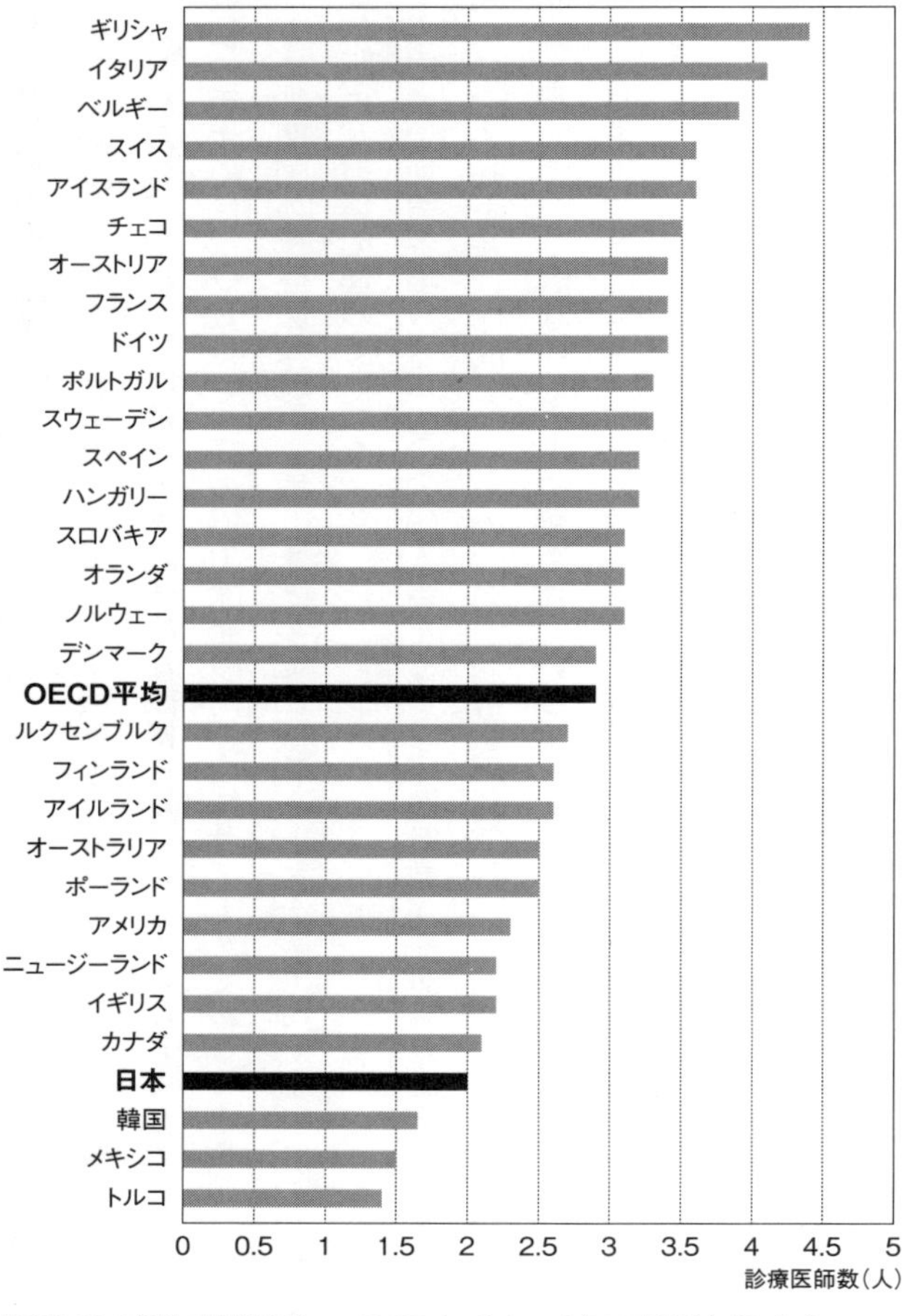

『図表でみる世界の保健医療――OECDインディケータ』（2005年版）を基に作成

一般に、経済が豊かになればなるほど、国民の医療ニーズが高まることが知られている。より精密な検査やより良い治療に対する要求が高まるためだ。また高齢化に伴って医療ニーズが高まることもご存知の通りである。したがって日本にもっと医師がいても少しもおかしくないのである。むしろ、人口当たりの医師数がOECD加盟国中トップであったとしても、何の不思議もない。ところが下から数えたほうが遥かに早いところに位置している。

それだけならまだしも、諸外国に目を向けてみると、人口当たりの医師数の少ない国は、軒並みトータルな医師不足に悩んでいる。第6章で触れるが、イギリスをはじめ、カナダ、オーストラリア、ニュージーランドなどは医師不足が進んでおり、アメリカも目には見えない医師不足に陥っている。

一方、ドイツやフランス、イタリアなど人口当たりの医師数の豊富な国では、トータルでも医師不足は問題になっていない。韓国、メキシコ、トルコでは高齢化は進んでいないが、これらの国も将来、高齢化が進めば、早晩医師不足に陥ることは間違いない。

日本は世界の六三番目

またＷＨＯ（世界保健機関）が公表している"The World Health Report 2006"を見ても、同じような数字になっている。このデータでは日本の医師数は一・九八人となっており、加盟する一九二の国・地域の中では六三位である。

ロシア（人口一〇〇〇人当たり医師四・二五人、以下同様）、カザフスタン（三・五四）など旧ソ連諸国は、人口当たりの医師数が非常に多い。ウルグアイ（三・六五）、アルゼンチン（三・〇一）など南米諸国も日本よりも上。日本は朝青龍の故郷モンゴル（二・六三）と比べてもずっと下である。

日本と同程度の国は、タジキスタン（二・〇三）、アラブ首長国連邦（二・〇二）、ベネズエラ（一・九四）、ルーマニア（一・九〇）、ドミニカ共和国（一・八八）などである。

このことからも、日本が医師不足に陥っていることは、間違いないと言っていい。少なくとも、十分足りているとは考えられない。医師数だけで言えば、我々日本人は先進国に相応しい医療など、望むべくもないのである。

もちろん、医師の能力や質もあるし、医療設備が整っているかどうかも重要だ。日本は医療設備に関しては、世界のトップレベルにある。先ほどのＯＥＣＤの統計によれば、ＣＴやＭＲＩの普及率で日本は断然トップ。ＯＥＣＤ平均の実に五倍の普及率を誇っている。ところが放射線治療装置になると、日本は途端に順位を落としてしまう。普及率はＯＥＣＤ平均を少し上回っている程度だ。実は、それを使って治療できる医師が少ないのだ。

日本の医療は、少ない医師を補うために高価な検査装置を大量に導入することによって、なんとなく豪華さを醸し出しているものの、実際に医師の労働力が必要となる治療に関しては、案外貧弱だということが言えそうだ。ＯＥＣＤやＷＨＯの統計から、そういうことが透けて見えてくるし、実際、我々が日頃から医療に対して抱いている感覚とも、ほぼ一致する。検査漬け医療などと揶揄《やゆ》される所以《ゆえん》である。

だが、医師がこれほど少ないとなると、充実した治療を行えというのが、そもそも無理な相談になってくる。なにしろ日本は世界トップレベルの高齢社会であり、これからさらに高齢化が進む。人口当たりの患者数は、間違いなく世界一となる。世界六三位の医師数で、世界一多い患者全員に、充実した医療を提供せよというのは、かなり無茶な話である。

検査装置を動かすだけなら、放射線技師でも行うことが出来る。治療となると、どうしても医師が必要になる。仕方がないので、大量の検査を行って、あたかも最新の医療を受けたという錯覚を患者に与えているに過ぎないのである。

政府が長年にわたって、診療報酬を操作してそう仕向けてきたからだ。患者のほうではなんとなく騙《だま》されているような気分になるが、どこが変なのかよく分からない。なかにはすっかり慣れ切ってしまって、CTを撮ってもらわないと気が済まないという人も大勢いる。医者がその必要はないと何度説明しても、CTを撮ってもらうまでは梃子《てこ》でも動かない患者もいるらしい。それもこれも、医師不足という現実を認めなかった、今までの医療政策のツケだろう。我々がフランスやドイツ並みの充実した医療を受けたいと願ったとしても、医師の人数から見て、どだい無理な相談なのである。

日本の本当の医師数

医師不足を示す、もっと直接的な証拠がある。他ならぬ厚生労働省が公表している資料だ。厚生労働省は二年に一回、「医師・歯科医師・薬剤師調査」を実施し、その結果を公表している。これら三つの職種に携わる人数、年齢構成、都道府県別分布などを詳細に記載した資料が出版物として、また電子化されてインターネットで公開されている。電子化されたものは、厚生労働省統計表データベース（http://wwwdbtk.mhlw.go.jp/toukei/index.html）の中に収録されている。

その最新版によれば、日本には約二七万人の医師がいる。ただし医師免許を持っている人の人数という意味で、医療機関で働いている人の数はこれよりも少なくなる。内訳は次ページの図2のようになっている。医師のうち、医療施設従事者数は合計で約二五万七〇〇〇人。その他は主に介護老人保健施設、大学の研究者や基礎系の大学院生、研究機関、行政機関（保健所など）、産業医などである。また無職のものが二〇〇〇人ほどいる。

とにかく、医療施設従事者は約二五万七〇〇〇人ということになっている。これがOECDの統計に出てくる診療医師に相当する。一〇〇〇人当たりの診療医師は約二人となる。

しかし問題は、その内訳だ。図2にあるように、このうちの四万三〇〇〇人余りが医育機関附属の病院の勤務者。平たく言えば大学病院の医師だ。その半分が医学部の臨床系の教官だ。教授、准教授、講師、助教の類《たぐい》である。残りの半分が医局員、つまり平の医師と

■ 図2 医師の内訳（歯科医師を含まない）

- 総数 …… 270,371人
  - 医療施設従事者数（診療医師数） …… 256,668人
    - 病院 …… 163,683人
      - 医育機関附属施設（大学病院） 43,423人
        - 臨床系教官 …… 21,350人
        - 医局員 …… 22,073人
      - 一般病院 …… 120,260人
    - 診療所 …… 92,985人
  - 介護施設など …… 2,668人
  - 基礎系教官、大学院生など …… 4,049人
  - 研究機関など …… 1,211人
  - 保健所、産業医など …… 3,347人
  - その他 …… 369人
  - 無職 …… 2,052人
  - 不詳 …… 7人

厚生労働省「医師・歯科医師・薬剤師調査」（平成16年）を基に作成

いうことになる。医学部の教官はもちろん診療にも携わっているが、教育と研究も掛け持ちでやらなければならない。また医局員の多くが、実は同時に大学院生でもあり、診療のかたわら、博士号（医学博士）取得のための研究を行っている。研究が主で、診療はアルバイト程度というものもかなりいる。実際の労働力は、数字よりもずっと少ないのである。

医療にフルに従事しているのは、一般病院の勤務医と診療所の医師の、合わせて二一万三〇〇〇人に過ぎない。人口一〇〇〇人当たり一・六七人となってしまう。先ほどのWHOの統計によれば、第六八位の韓国（一・五七）や第六九位のクウェート（一・五三）と同じ程度。日本の医療は大学病院を除けば、その程度のものだと認識を改める必要がある。

しかも医師にも高齢化の波が押し寄せている。医師には定年がない。しかし第一線の医療現場で働くためにはそれなりの気力、体力が必要だ。厚生労働省の報告書では、生涯現役ということになっているが、実際には六五歳くらいまでがいいところである。もちろんそれよりも高齢でも医療を続けることは出来るが、年齢を重ねるごとに難しくなっていく。

一方、医師が一人前に育つためには、卒業後少なくとも五年程度の臨床経験が必要とされている。それまでは見習いのようなものだ。

そこで大学病院以外の診療医師の中で、卒後五年（三〇歳）以上でかつ六五歳未満の医師の人数を計算してみると、一六万人足らずになってしまう。現場でフルに医療に従事していて、かつ年齢的に充実している医師は、これしかいないのである。人口一〇〇〇人当たり、なんと一・二三人だ。

この数字がいかに少ないかは、たとえば一九七〇年に出された政府目標と比べてみても明らかだ。この年、政府は「最小限必要な医師数を人口10万対150人とし、これを昭和60年を目途に充たす」ことを目標に掲げた。人口一〇〇〇人当たりに直せば、医師一・五人である。

医師の所属や年齢を一切問わなければ、この目標値は完全にクリアされている。ところが今述べたように、大学病院以外の病院で、第一線でフルに働ける医師の人数は、一九七〇年の目標値にすら遠く及ばない。それを大学病院からのアルバイト医師で、なんとか補充しながらやっているというのが、日本の医療の実情なのである。

これらの数字を見れば、医師が余っているどころか、大幅に不足していることが明白だ。それ医師過剰時代とは、政府とマスコミが作り上げた、単なる幻想に過ぎなかったのだ。それなら地方の病院から櫛《くし》の歯が抜けるように医師が辞めていくのも理解出来る。全国的に医師不足だとしたら、いくらでも他の就職先を探すことが出来るのだから。さらに産科、小児科、救急など、仕事がきつい科目が敬遠されることも理解出来る。他の科目でも医師が不足しているのなら、無理してきつい科目にとどまる必要はない。間違いあるまい。医師は本当に不足しているのだ。

第3章　なぜ医師は不足したのか

なぜ不足感が生じたのか

政府の公式見解では医師は足りている。足りていないとしても、高々九〇〇〇人の不足に過ぎない。それも二〇二二年までには解消される。ただし足りてはいるが、不足感があることは認めている。「医師の需給に関する検討会報告書（二〇〇六年）」では、次のような理由で不足感が強まったとしている。

医師の地域別、診療科目別の偏在
患者の入院期間短縮等による診療密度の上昇
インフォームドコンセント、医療安全に対する配慮の強化
医療技術の向上と複雑化、多様化
いつでも専門医に診てもらいたいという患者側の要望の拡大
医師が作成する文書量の増大　ｅｔｃ．

とくに医師の地域別、診療科目別の偏在が大きな原因であって、これさえ解消すれば、不足感も解消されるというのが、厚生労働省の主張だ。

検討会の議事録を読むと、女性医師の増加を問題視する意見が多かったが、報告書には、それが不足感の一因であるとは書かれていない。女性医師は急速に増加している。次ページの図3は各年齢階級の性別医師数をグラフ化したものだが、最近では医学部の学生の三割以上が女性で占められている。二〇代、三〇代の女性医師の中には、出産と子育てのために医療現場から長期にわたって離れていたり、あるいは勤務時間などに制約を受けている人がいる。それが医師の不足（感）の一因だとする意見が多数出たものの、それを認めてしまったのでは、さすがに厚生労働省としては都合が悪い。そうなることはかなり以前から分かっていたのだし、その対策をまったく打ってこなかった自らの責任を認めてしまうことになる。なにしろ厚生だけでなく労働も管轄する役所なのだから。

とにかく厚生労働省としては、医師の地域的、科目的偏在が原因であり、それを解消するためには、医師がより患者側に立って、自己犠牲の精神を持ち、地方や僻地の病院に行くことを厭《いと》わず、時間的・体力的にきつい科目に率先して邁進《まいしん》してもらいたい、という辺りが本音だろう。またそう言っておけば、マスコミ受けや国民受けもいいに違いない。新聞などにはそういう論調で記事が書かれているし、テレビでも有名なコメンテータが同様

■ 図3 年齢別、性別医師数

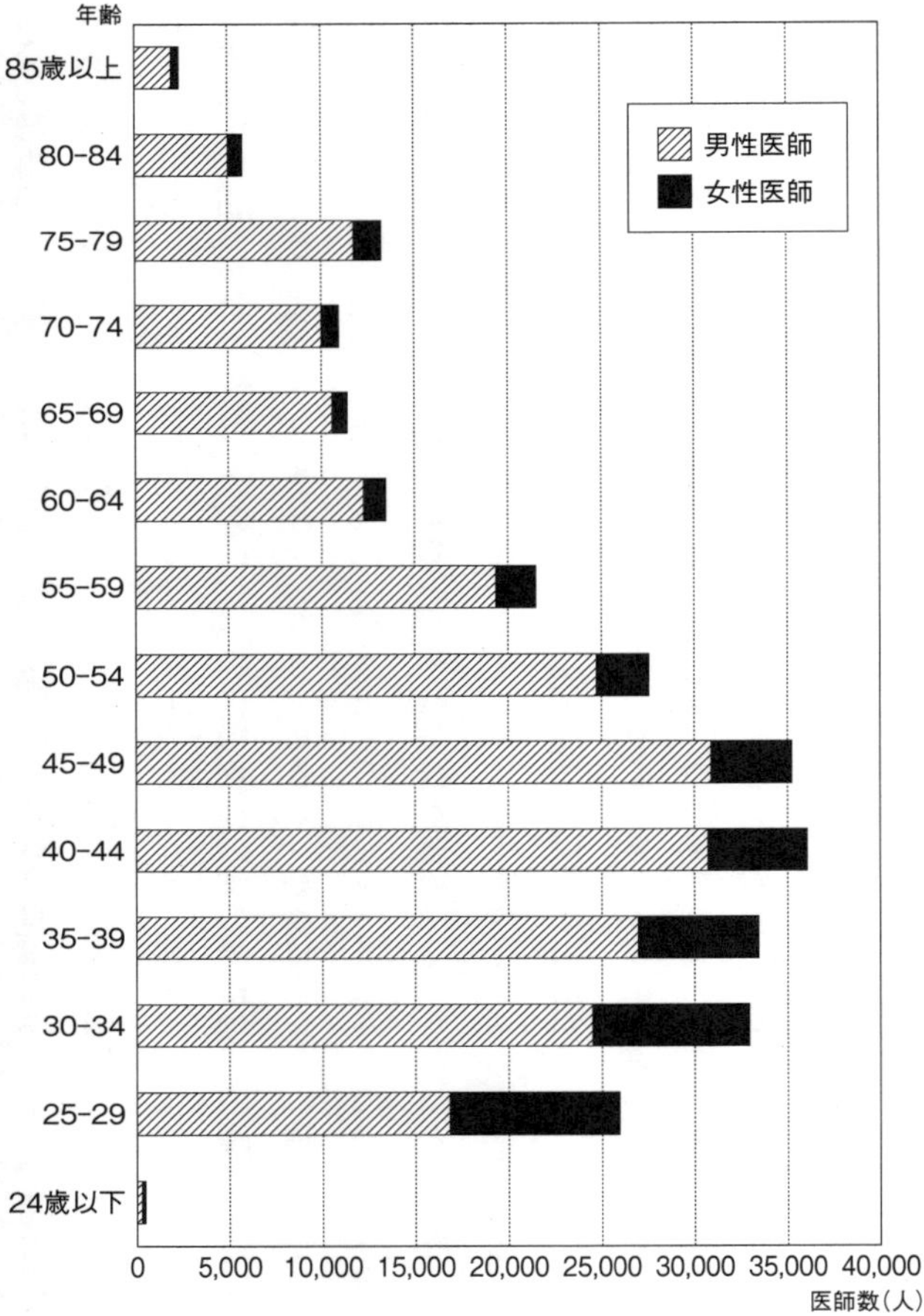

厚生労働省「医師・歯科医師・薬剤師調査」（平成16年）を基に作成

のことを言っている。「精神力で頑張れ！」ということだ。マスコミは、日本が決定的に医師不足だとは知らされていないから、まだそんな暢気なことを言っていられるのである。私の考えでは、あと数年も経てば、こういうことは誰も言わなくなるに違いないし、言っても仕方がない状況になっていくはずである。

医師不足の本当の理由

ともあれ、報告書にある医師不足感の理由は、いずれもそれなりに妥当性がある。妥当性はあるが、決定的とは言い難い。本当は、何かもっと重大な政策ミスがあったのではないだろうか。いや、あったに違いないと考える方が自然だろう。そして確かに政策ミスはあった。しかもそのおおもとを辿《たど》れば、実に昭和二三（一九四八）年、今から六〇年も前に遡《さかのぼ》る話なのだ。

戦後、日本の医療は新たな出発に当たって、様々な法整備を行った。その根幹を成す法律が医療法である。その医療法の施行規則の中に、病院の従業員の人数に関する規定がある。「人員配置標準」と呼ばれている。それに基づいて、とくに医師、薬剤師、看護師の人数が厳密に決められている。この人員配置標準が、後々の判断を狂わせたのである。

人員配置標準による人数の計算は実は面倒なのだが、大雑把に言って、次のように決まっている。

入院	一般病床	入院患者一六人当たり医師一人
	感染症病床	入院患者一六人当たり医師一人
	結核病床	入院患者一六人当たり医師一人
	精神病床	入院患者四八人当たり医師一人
	療養病床	入院患者四八人当たり医師一人
外来		外来患者四〇人当たり医師一人

これは病院が配置しなければならない医師の最低人数である。これ以上の医師を雇っていても構わないが、これよりも少ないと法律違反となり、診療報酬の減額など様々なペナルティが科せられることになる。ただし全員が常勤医である必要はない。常勤医は週五日間働くものとして、非常勤医師の人数を計算する。たとえば週一回しか来ない医師なら、〇・二人分と計算される。常勤医、非常勤医合わせてこの人数に達していればいいという

ことである。

入院患者数、外来患者数はともに一日当たりの平均人数だ。そう書くと、入院患者数とは、一日当たりの新規入院患者のことと思うかもしれないが、そうではない。新規入院患者も、ずっと入院し続けている患者もすべてひっくるめて、一日当たり平均して何人がその病院に入院しているか、つまりベッドに寝ているかという人数のことだ。

また一般病床、感染症病床などは、病床区分と呼ばれている。これも医療法の中で決められている。感染症病床は一類、二類感染症（いわゆる法定伝染病）および新感染症の患者を収容するための病床、結核病床は結核患者のみを収容する病床、精神病床は精神疾患を有する患者のための病床、療養病床は長期療養患者やリハビリ患者のための病床といった具合である。それら以外の患者は全員、一般病床に入院することになる。我々が普段お世話になるのは、主に一般病床だ。病床区分ごとの病床数は、病院ごとに厳密に決められていて、互いに使い回しが出来ないことになっている。たとえば一般病床が満杯だからといって、一般患者を結核病床に入院させることは、法律によって禁止されている。

とにかく、病院の医師数は医療法により、このように決められている。昭和二三年にそう決まった。決まった当時は療養病床という区分がなかったので、それは後から加えられた。しかしその他は当時のままである。六〇年前の基準が、いまだに効力を持って存在しているわけだ。そしてこの医師の人員配置標準が、今日の医師不足と密接に関係してくるのである。

一県一医学部構想から医師削減への道のり

昭和二三（一九四八）年に人員配置標準が決まったものの、当時は医学部が少なく、また医療そのものの需要も少なかったため、昭和四〇年代に入るまで、医師数の増加は緩やかに進行した。しかし昭和四五（一九七〇）年、第三次佐藤内閣の時代に大転換が起こる。

その当時、日本は高度経済成長期の真っ只中。国民生活のさらなる向上を目指して、医師を大量増員することが政策決定された。第2章でも触れた「最小限必要な医師数を人口10万対150人とし、これを昭和60年を目途に充たす」というものだ。そして一九七三年、第一次オイルショックの年に「無医大県解消構想」、いわゆる「一県一医科大学」構想を立ち上げたのであった。この構想によって新設されたのが、国立浜松医科大学、国立宮崎医科大学（現・宮崎大学医学部）、国立滋賀医科大学などである。現在、全国の医学部を有する大学は、防衛医科大学校も含めて八〇大学となっている。こうした施策により、医師の人数は一気に増加し、一九八三年には、当初の目標であった人口一〇万対一五〇人を、予定よりも二年前倒しで達成したのであった。

ところがその三年後の一九八六年には、早くも方向転換してしまう。「医師の需給に関する検討会」が「当面、昭和70年を目途として医師の新規参入を最小限10％程度削減する必要がある」との見解を示したのである。医師になるためには医学部を卒業する必要があり、そのためにはまず医学部に入学する必要がある。医師の新規参入を削減するとは、医学部の定員を削減することに他ならない。

この見解を受け、医学部定員の削減が閣議決定され、翌一九八七年以後、国公立大学を中心に段階的に定員削減が実施された。これによって、当時オリンパス光学に勤めていた私が、医療情報の分野に配置転換となったことは第1章で述べた通りである。医学部の定員は、一九九八年までに一九八四年に比べて七・七パーセントが削減された。その後も、医師の需給に関する検討会が医学部定員のさらなる削減を提唱し続けてきたのは、第2章で見てきた通りだ。

医学部の定員は二〇〇四年には七六二五人にまで減らされた。ただし二〇〇六年八月に、一一大学に対して各一〇名ずつ、合計一一〇名の定員増を暫定的に認めたために七七三五人となった。

人員配置標準が必要医師数を決めた

このように、戦後の医学部の定員に関する政策は蛇行を続けてきたのだが、これに医師の人員配置標準が大きく関わっていたのである。もともとこの標準は、個々の病院が満たすべき基準だったはずだ。病院は、最低限その人数の医師を雇わなければならないが、それを超えて雇ったとしても、何ら問題はないはずだ。

ところがいつの間にか、人員配置標準が日本全体としての医師数を決める基準になってしまったのである。しかも人員配置標準に照らした最低医師数が、日本全体の医師数の上限であるかのように、その意味までも捻《ね》じ曲げられてしまった。

こういうことだ。厚生労働省の二〇〇五年の統計（平成一七年「患者調査」）によれば、日本全体での一日当たりの患者数は次のようになっている。

入院患者数

精神病床　約三二・四万人

療養病床　約三四・八万人

一般病床その他　約七九・一万人

外来患者数　約五八一・五万人（歯科診療所受診者を除く）

この数字は、病院と診療所を合わせたものだ。医師の人員配置標準は病院にのみ課せられるものだが、診療所にも同様の標準が課せられるものとしよう。医師の配置標準によれば、精神病床と療養病床の入院患者四八人当たり医師一人、一般病床やその他の病床では入院患者一六人当たり医師一人である。また外来患者は四〇人当たり医師一人だ。

そこで必要な医師数を計算してみると、約二〇万九〇〇〇人となる。それに対して診療医師数は約二五万七〇〇〇人だ。つまり、医師の人員配置標準に従って計算すれば、四万八〇〇〇人もの医師が過剰ということになる。

こんな計算はナンセンスだと思われるかもしれない。しかし今までずっと、この計算方法で医師の必要人数が算出されてきたのである。

たとえば一九七〇年における医師の必要数を、当時の患者数を基に、この方法で計算すると、約一八万人である。実際の診療医師数は約一一万三〇〇〇人(人口一〇万人対一〇八人)であった。

政府は一九八五年までに「人口一〇万人対一五〇人」を達成するとした。そこで一九八五年の人口で、この一八万人という医師数を割ってみると、人口一〇万人当たり一四九人。当時でも、一九八五年の人口はかなり正確に予測できたはずである。一九七〇年に、「一九八五年までに医師数を人口一〇万対一五〇人にする」と目標を掲げたのは、つまりそういう意味だったのだ。そして一九八三年にその目標が達成されてしまうと、途端に医師は過剰だと言い始めた。

仮にこのような計算で医師の需要を計算するとしても、それで得られた数字はあくまでも必要最低限の医師数であって、それを超えることには何ら問題はなかったはずだ。ところが最低限の医師数を定めた基準が、医師数の上限を定める基準になるという、奇妙な逆転現象が起こってしまったのである。まさに「その時、歴史が動いた」瞬間と言っていいだろう。

その後もこの論法が繰り返され、「医師の需給に関する検討会（一九九八年）」に至っても、まだ同様の計算が続けられていた。この時は、医師の必要数を、人員配置標準を基準とし、救急などに手厚く配置するなどの調整を加え、さらに医師の現役年齢を七〇歳までとするなどの調整も加えたうえで、計算を行っている。その結果が、「平成29（2017）年頃から供給医師数が必要医師数を上回り、平成32（2020）年には約6000人、平成37（2025）年には約14、000人の医師が過剰になる」という結論を導き出す根拠となった。結局、日本の医療政策は、昭和二三（一九四八）年に決めた標準を六〇年間も引きずってきたのであり、またその呪縛《じゅばく》によって今日の医師不足を招いてしまったのである。

昭和二三年の国立病院が基準

それでは昭和二三（一九四八）年当時、どのような理由でこうした標準が出来たのだろうか。これについては厚生労働省の「第九回社会保障審議会医療部会（二〇〇五年）」の議事録に、次のような記述が残されている。委員の一人が、配置標準が定められた当時の数字上の根拠を尋ねたところ、厚生労働省の企画官が次のように答えている。

昭和23年当時なぜその数字にしたのかという質問ですが、病院と診療所に分けて、病院については傷病者が科学的でかつ適正な医療が受けることができるきちんとしたものにしようという発想で、病院を位置付けて20床以上と決めたわけです。その際に、病院の内容について一定の改善を図ろうということで、配置標準を決めましょうとされて、そのときに1人の医師が入院患者のみの診療を行うとした場合の担当する患者数と、外来患者のみの診療を行う場合、担当する患者数をベースに基準を定めたらいいのではないかということを考え、その基礎となる数字については、当時、現に行われていた国立病院をもとに、その時点の判断として、1人の医師が適正な診療を与え得る1人の患者数は、入院患者のみの場合は16人、一般外来患者のみの場合は40人という数字を決めたということが、昭和24年に出された本に書かれているところです。

つまり昭和二三年当時の国立病院の医療を基にして、そう決めたということだ。私は企画官が言うその本を見たことも読んだこともないが、厚生労働省の官僚がそう言っているのだから、間違いないだろう。当時としては、合理的な根拠があったのである。

しかしちょっと考えれば分かることだが、当時の医療と現在の医療とでは、比較にならないほど質が変化している。まだCTもMRIも内視鏡も超音波も存在していなかった。旧式のレントゲン撮影装置があるくらいで、当時はまだ血液の自動分析装置すら存在しなかった。採血した血液を、医師や臨床検査技師が手作業で分析していたような時代である。手術も出来るものが限られていたため、件数自体が少なかった。

第一、病気が違う。当時もっとも多かったのが結核だ。特効薬であるストレプトマイシンはすでに発見されていたが、日本で健康保険の適用になったのは昭和二六（一九五一）年からである。また一時、結核の外科治療が行われたことがあるが、それが一般的になるのは昭和三〇年代に入ってからの話。というのは、昭和二〇年代には麻酔技術が未熟だったため、肺の手術を行うこと自体がかなり危険だったからである。要するに、当時は、結核をはじめとする大半の病気に対して、患者を寝かせておく以外に有効な治療方法がなかったのである。点滴すらも、まだほとんど行われていなかった時代である。出産は自宅で行うのが常識、死ぬのも畳の上。医師がやれることはごく限られていたし、だからこそ、入院患者一六人に医師一人、外来患者四〇人に医師一人で足りたのだ。その時作られた基準が、今なお効力を維持している。信じ難いことではないか。

それでも日本の医師は非常に優秀かつ仕事好きが多かった。医師はずっと足りていなかったが、彼らが頑張ってきたお蔭で、今日までかろうじて持ちこたえてきた。しかしそれも限界を超えつつある。第1章で、二〇〇〇年前後から医師不足が露呈し始めたと書いたが、二〇〇〇年という年が特別だったわけではない。限界を超えて部分的に崩壊が始まったのが、たまたま二〇〇〇年頃だったというだけの話だ。そして、一度崩れ始めると、もう誰にも止められない。おそらく日本の医療は、今後急速に縮小していくに違いない。

人員配置標準が地方の医療を破壊した

さらに、人員配置標準は、地方の病院にとって重い足枷《あしかせ》となり、医師不足に拍車を掛ける作用をもたらした。国全体としての医師の需給を誤らせただけでなく、地域医療の破壊にも積極的な役割を果たしてきたのである。

もともと地方には医師が集まりにくい。病院の建物自体は一九八〇年代から一九九〇年代にかけて整備され、僻地と呼んだほうがいい地域でも、一〇〇床を超えるような立派な病院が建設されていった。ところが肝心の医師が集まらない。とすれば、今いる医師の人数に合わせて患者数を減らす以外にない。ところがそれでは病院経営が苦しくなる。病床数に合わせて設備を導入し、看護師や技師を配置しているのである。それらすべての稼働率を下げなければならなくなるとしたら、経営が苦しくなるのは当然だ。

そこで出てきたのが医師の名義貸しだ。大学病院に頼んで、あたかもその病院に医師が在籍しているかのごとく、書類を操作するのである。そうすることによって、見掛け上は医師の人数を増やすことが出来、その分だけ入院患者を入れることが出来る。病院側は、入院患者を単に寝かせておくだけでも一日一万円以上の医療費を稼ぐことが出来る。名義を貸してくれた医師や、間を取り持ってくれた大学教授に相応の謝礼を払ったとしても、病院側にとっては儲かる話だったのだ。

もちろん、実際にはその医師が病院にいないのだから、医療の質は低くならざるを得ない。だが、地方、とりわけ僻地の病院の多くは、そんなに高度な医療を行っているわけではない。というよりも、病気がちで一人暮らしの老人を保護し収容する、一種の福祉施設としての役割のほうが大きかった。つまり、国が福祉にまともに取り組まなかったツケを、病院が肩代わりしていたのである。また国もそれを見て見ぬふりをしたまま、容認し続けてきた。

ところが二〇〇三年頃に、医師の名義貸しが社会問題として大きくクローズアップされ、出来なくなってしまった。そのため地方の病院の経営は、この頃を境に大きく傾いてしまう。それに輪をかけるように、地方自治体の財政難がのしかかってきた。医師の名義貸しを受けていた地方病院の多くは自治体病院（公立病院）、つまり県立や市町村立病院だったから、自治体の財政難は病院経営に直接響いてくる。

社団法人全国自治体病院協議会の資料によれば、自治体病院全体で毎年七〇〇〇億円以上もの税金が補助金として国と地方自治体から交付されているという。しかしそれだけ貰っても、大半の病院が赤字に陥っている。累積赤字は二〇〇六年度には一兆六〇〇〇億円にも達している。

経営を改善するためには医師を増やして、患者を増やさなければならない。収入を増やす方法がそれしかないのである。しかし莫大な赤字を抱えたまま医師を増やすことは難しいし、おおもとの親の自治体にも余裕はまったくない。今いる医師の給与すらも削減しなければならなくなった。しかも人員配置標準に基づく査定がより厳しくなり、病院の収支をさらに悪化させた。そのため、地方の自治体病院にはますます医師が集まらなくなった。

かくして全国の自治体病院の多くが、深刻な医師不足とさらなる赤字に直面したのである。医師の配置標準を厳密に適用したことと、医師の名義貸しを厳しく禁じたことによって、地方の自治体病院は今や息の根を止められる寸前だ。

仮に一九八六年の段階で、医学部の定員を削減しようなどと言い出さなければ、事態はここまで悪化しなかっただろう。医師数に多少なりとも余裕があれば、地方の病院に赴任してもいいと本気で考える医師が、もう少しはいたはずだ。厚生労働省は、一九四八年の標準を、一方では国全体の医師数の上限と解釈して医学部の定員を減らしてきた。その一方では病院が雇わなければならない最低人数と解釈して地方病院を苛《いじ》め続けてきた。そして気付いたら、地方の医療は崩壊寸前、大都市の中核病院ですら医師不足になっていたのである。致命的な政策ミスだったとしか言いようがない。

入院日数の短縮が地域医療にとどめを刺す

それだけでも大変なことなのだが、昨今の入院日数の短縮が、地域医療の破壊に致命的な打撃を与えている。

日本の医療は諸外国と比べて入院日数が極端に長いことが問題になっている。厚生労働省の統計によれば、一九九三年における一般病床の平均入院日数は約三五日間。『図表でみる世界の保険医療』によれば、その当時、アメリカの急性期病床（日本の一般病床と同じと考えていい）の平均入院日数は七日間（一九九〇年）であった。フランスも七日間（一九九〇年）、イギリスは九日間（一九九〇年）、ドイツは一三日間（一九九二年）などとなっており、日本はそれらの三倍から五倍である。

入院の長期化は国民医療費の増加につながるうえに、患者からの評判も芳しくなかったこともあり、政府は医療改革の一環として入院日数の短縮に乗り出した。具体的には入院が短いほど一日当たりの診療報酬を高くし、長引くにつれて診療報酬を大幅に低減させる方法を採った。病院としては、入院日数を短縮し、患者の回転率を上げるほうが儲かる仕組みにしたのである。その結果、一九九三年には約三五日間あったものが、二〇〇五年にはついに二〇日間を切った（一九・八日）。現在はおそらく一八日間前後にまでなっているはずである。しかしこの入院日数の短縮が、医師の地域別の偏在を助長することとなり、地方の医師不足に拍車を掛ける結果となったのである。

ちょっと考えると、平均入院日数が半分になれば、病院のベッドが今までの半分しか必要なくなることに気付く。だとすれば、医師も半分しか要らなくなるはずだ。病院の勤務医の半分が職にあぶれるはずではないのか。

ところが話はそれほど単純ではない。たとえばある病院に外科病床が三五床あったとしよう。一九九三年時点では、平均入院日数は三五日であった。だからこの病院の外科病床が常時満床であるとすると、平均して一日当たり一人が退院し、新たに一人が入院する計算になる。また手術も平均すれば一日一件ということになる。実際には土日の入退院はないし、原則として手術もない。そのため平日に手術を二件行うこともあるが、そういう細かい議論は置いておこう。

次に、平均入院日数が半分の一七・五日間になったとする。そうなると、入退院が一日当たり二人、手術も二件という計算になる。手術だけでなく、術前術後の検査も二倍。患者へのインフォームドコンセントも二倍。カルテ書きも二倍。最近では医療保険に加入している人も多いので、保険会社に提出する書類書きも二倍というオマケ付きである。

同じことが外科だけでなく、すべての科目に言える。平均入院日数を半分にすると、仕事量は二倍に増える。点滴の本数などは単純に二倍にはならないが、主な業務の大半が二倍になる。そして今の日本の病院では、これに近いことが起こっているのである。それを従来の人数でこなすとすれば、医師一人当たりの仕事量が二倍になる。過労死が出るのは当然だし、その前に逃げ出す医師が大勢出るのも当然だ。そうならないためには、医師の人数を二倍にする必要がある。入院日数を短縮すればするほど、実はより大勢の医師が必要になるのだ。

もちろん、入院日数が半分になれば、病院のベッドの半分が空くことになるのではないかという議論が成り立つ。稼働率が半分になるのなら、今までの人数でもやっていけるはずではないか。ところが人気のある病院には患者が集まるため、そういう病院では、入院日数が半分になってもベッドの稼働率は下がらない。その一方で、人気のない病院にはさらに患者が寄り付かなくなる。それに伴って、医師も人気のある病院にどんどん集まることになり、人気のない病院はいよいよ医師不足が深刻になる。

今、日本の病院はどんどん集約化されようとしているのである。極論すれば、病院の数を半分に減らさなければならないことになる。まだ閉鎖や倒産に追い込まれている病院は少ないが、このままいけば、経営が成り立たなくなる病院が続出する。今後病院が生き残るためには、医師をどれだけ集められるかが鍵になる。もちろん腕の良い医師であることが重要だが、多少腕が悪くても、とりあえず頭数が揃っていることが最低限必要な条件だ。それが出来ない病院は生き残れない。

残念ながら、地方の病院、とりわけ公立病院には医師が集まらない。大都市から遠く離れていること、自分の技術を磨くチャンスに乏しいこと、仕事が忙しいこと、給料が安いこと、同僚が少なく訴訟リスクのすべてを自分で負わなければならないこと、その他諸々。あまりにも条件が悪過ぎる。しかも、今は都会の病院でいくらでも雇ってくれる。地方の病院から次々と医師が逃げ出すのは、もはや食い止めようがない。

入院日数の短縮がなかったら、地方の医療はもう少し長く持ったかもしれない。だが、世界的に見て長過ぎる日本の入院を短くしようとすること自体は、正しい方向だ。むしろ、もっと前からこの問題にきちんと取り組んでいれば、十分な対策も立てられ、大きな混乱なしにスムーズに移行出来たかもしれない。

入院日数はおそらくさらに短縮されるだろう。各国がさらなる短縮に成功しているからである。二〇〇二年において、アメリカが五・七日、フランスも五・七日、イギリスが六・九日、ドイツが九・二日。日本が二〇日を切ってもまだ二倍から三倍の開きがある。しかし入院日数をさらに短縮すれば、医師の集約がますます進む。地方の中小病院には、明るい未来は残されていない。

患者数の増加が追い討ちをかける

それでも医師の集約を行えば医師不足がなんとかなるかと言えば、どうもそうではなさそうである。入院患者数が増加の一途を辿っているからである。

厚生労働省の統計（平成一七年「病院報告」）によれば、一般病床の年間新規入院患者数は、一九九三年に一〇六三万人であった。それが二〇〇五年には一三三四万人に増加している。一二年間で二五・五パーセント増だ。それに対して病院の勤務医は約二〇パーセント増加したものの、患者の増加には追いついていない。

しかも入院患者は高齢化によってさらに増加する。厚生労働省もそのことは認めていて、二〇二五年には入院患者がさらに二割ないし三割増加するとしている。一方、医師の人数はあまり増えない。二〇二五年の病院勤務医は一割強しか増えず、一八万人程度にとどまる。病院の医師不足はますます切迫し、もはや患者全員を入院させられなくなるのも時間の問題となる。

医師不足の原因は、今から六〇年も前の、昭和二三（一九四八）年に作られた医師の人員配置標準をずっと引きずり続けたこと、その標準を日本全体の医師数の上限と読み替えてしまったこと、さらにその勝手な解釈に従って医学部の定員を削減してしまったことにある。また地方の医療が崩壊の危機に瀕《ひん》しているのは、人員配置標準を最低限の医師数として地方病院に厳しく押し付けたこと、平均入院日数が大幅に短縮されたことなどが主な原因だ。そして入院患者の増加が、医師不足に致命的なとどめを刺す。二〇二五年までには、医療を受けたくても受けられない時代が必ずやってくる。それはもはや避け難い現実なのである。

第４章　医療訴訟が医師不足を加速する

増える医療訴訟

医学部の定員削減と医師の集約化、それに加えて患者の増加によって、医師不足は一気に加速した。しかしこれだけが原因ではない。医療訴訟も医師不足に深刻な影を落としている。

医療訴訟は近年、増加の一途を辿っている。最高裁判所の統計によれば、一九九六年から二〇〇六年までの新規医療訴訟件数は、次のようになっている。

一九九六年	五七五件
一九九七年	五九七件
一九九八年	六三二件
一九九九年	六七八件
二〇〇〇年	七九五件
二〇〇一年	八二四件
二〇〇二年	九〇六件

二〇〇三年　一〇〇三件
二〇〇四年　一一一〇件
二〇〇五年　九九九件
二〇〇六年　九一二件（速報値）

最近では年間一〇〇〇件前後である。少ないように感じられるかもしれないが、これはあくまでも訴訟に至ったケースである。そこまでに至らなかったトラブルは無数にある。具体的な統計はないが、私の友人の医師の多くが、患者やその家族から訴えてやると脅された経験を持っている。またそこまではいかなくても、様々なトラブルに巻き込まれ、神経をすり減らしている。

医療訴訟それ自体は、決して悪いことではない。医師や病院の明らかな不正やミスを正すという点では、まったく正当な行為と言える。患者の権利でもある。実際、医療訴訟の増加によって、ここ一〇年ほどの間に、見違えるほど医療現場に安全とサービスの意識が浸透し、医療全体としての質的向上に貢献してきた。その意味では、医療訴訟の増加は、むしろ歓迎すべきものだったと言える。

ところが昨今、明らかなミスや不正がなかったにもかかわらず、訴訟に至るケースが増加している。さらに、医学的にはまったく正しい医療行為を行ったにもかかわらず、医師が訴えられるケースも続出している。そしてそのことが現場の医師を萎縮《いしゅく》させ、結果として特定の地域や科目における医師不足を加速させている。

しかし、ここでは医療訴訟の具体例を挙げることは控えることにしよう。なぜなら、まだ係争中のものが少なくないからだ。またすでに判決が下ったものについても、その判決がどのようなものであれ、事件がいまだに原告、被告双方の心に深い傷を残しているはずだ。それらをここでほじくりかえすことはさすがに憚《はばか》られる。

そこで、ここではごく分かりやすい架空の例を挙げて、現在の医療訴訟が抱えている危うさを明らかにしていくことにしよう。

虫垂炎は単純な病気か

ここで挙げるのは虫垂炎、いわゆる盲腸のことだ。子供、大人、男女を問わずかかりやすい病気で、毎年一〇万人前後が入院し、手術を受けている。手術は比較的単純で、予後も良いことから、世間一般では簡単な病気の代名詞のひとつとなっている。

しかし虫垂炎は、本当は難しい病気なのである。なによりも診断が難しい。そして虫垂炎と診断されて行われた手術のうち、かなりの数が、実は別の病気であったり、時には病気が見つからなかったりもする。

このことを説明するために、本を一冊ご紹介したい。『メルクマニュアル』という本だ。あまりなじみがないかもしれないが、世界的にはかなり有名だ。アメリカの製薬企業、メルク社が編纂《へんさん》している、言わばアメリカ版『家庭の医学』といった趣の書物である。各国語に翻訳され、世界的に広く読まれている。日本語訳は日経BP社から出版されている。またメルク社の日本法人である万有製薬が、インターネットで日本語訳を無料公開している。

この『メルクマニュアル』第一七版の虫垂炎の項目に、次のような記述がある。

ヘルニアを除けば、急性虫垂炎は、米国において腹部手術を必要とする重篤で急激な腹痛発作の最も頻度の高い原因である。徴候と症状が幅広く変化に富むこと、また手術が遅れることが非常に危険であることから、急性虫垂炎の手術の15％近くにおいて、開腹の際に、他病変であったり、または病変がない場合が認められる。

どうも堅苦しい翻訳だが、言いたいことは分かるはずである。虫垂炎だと思ってお腹を開けてみたら、そのうちの一五パーセント近くが違う病気であったり、病気がまったく見つからなかったりすると言っている。アメリカの医療も日本の医療も、虫垂炎に関しては何ら違いがないのだから、日本でもほぼ同じ確率で同様のことが起こっているのは、想像に難くない。

虫垂炎の診断は難しい

そんな馬鹿な、と思われるかもしれない。たかが虫垂炎ではないか。二一世紀の最先端医学をもってすれば、一〇〇パーセント正しく診断出来て当たり前ではないのか。それが一五パーセントも外れるというのは、つまり誤診が多いということか。いや、それ以上に何か根本的な問題があるのに違いない。

そこで『メルクマニュアル』の先を読み進んでみると、次のような記述がある。

診断は通常、いくつかの臨床検査に基づいてなされなくてはならない。そして抑えられない穿孔《せんこう》や広汎性またはびまん性腹膜炎を避けるため、引き続いて手術を迅速に行うべきである。

初期の虫垂炎においては、X線、超音波、CTは、診断の役には立たず、バリウム注腸は危険である。

初期の虫垂炎では、現代医学の象徴とも言える画像診断が役に立たないと書かれている。X線も超音波も、CTさえも通用しない。

では、どうやって診断するのか。ここに書かれているように、「いくつかの臨床検査に基づいて」行われることになる。しかしそれらは問診、視診、触診、聴診と血液や尿の検査のことである。いずれも間接的な検査に過ぎず、それだけで確定診断を導き出すことは難しい。つまり初期の虫垂炎を直接診断する手段はなく、状況証拠と、医師の経験と勘だけが頼りということになる。

もちろん、手術をもう少し先延ばしすれば、虫垂炎かどうかの診断精度を向上させることが出来る。『メルクマニュアル』の続きには、次のように書かれている。

この疾患が進行した時期においては、超音波やCTが、特にダグラス窩《か》や横隔膜下領域の膿瘍の診断に役立つ。腹腔鏡検査法は、いくつかの症例、特に骨盤内炎症性疾患（ＰＩＤ）をもつ女性においては、助けとなる場合がある。

虫垂炎が進行してくると、虫垂が膿で腫れ上がってくるため、超音波やＣＴで確認出来るようになるというのである。また腹腔鏡検査が有効な場合もあるということだ。しかしそれらも一〇〇パーセントということではない。それに虫垂炎が進行すれば診断精度が上がるが、同時に穿孔（内臓に穴があくこと）や腹膜炎などの合併症の危険も高まる。だからこそ、虫垂炎が疑われた場合は「手術を迅速に行うべきである」と言っている。

現代医学といっても実態はこの程度なのである。たかが虫垂炎ですら、一〇〇パーセントの確率で診断を付けることは難しい。手術してみたら約一五パーセントが虫垂炎ではなかったということは、虫垂炎の診断精度は八五パーセントしかないということである。アメリカでそのくらいの精度だとすれば、日本でも同じくらいの精度だろう。これから虫垂炎の手術を受ける人は、このことを肝に銘じておいたほうがいい。日本中どこを探しても、虫垂炎を一〇〇パーセントの確率で診断出来る医師はいない。もちろん世界中を探し回っても見つからないはずである。医学の枠を超えた、何か超自然的な能力を備えた医師でもない限り、そんなことは不可能なのである。

医療は最大幸福を追求する

ではそのような曖昧《あいまい》な診断に基づいて、手術を行ってもいいものなのだろうか。そういう疑問が浮かび上がってくるに違いない。

しかしこれは価値観の問題である。社会的価値観とでも言ったほうが分かりやすいだろう。社会がどういう価値観を持つかによって、その行為が正当と評価されることもあれば、誤りと判定されることもある。

そこであなたが医者の立場に立ったと仮定しよう。あなたの目の前には、虫垂炎が疑われる患者が一〇〇人いる。確率によれば、このうち八五人は本当に虫垂炎にかかっているが、残りの一五人はそうではない。しかもそのうちの何人かは、病気でも何でもない健康体だ。たまたま何かの具合で腹痛に苦しんでいるに過ぎない。ただし問題は、この一〇〇人のうち誰が本当の虫垂炎で、誰が健常者かを正確に判定出来ないことである。

仮にこの一〇〇人全員に速やかに手術を施した場合、本当に虫垂炎である八五人のほぼ全員を救うことが出来る。ただし残りの一五人については、余計な手術を施すことになるかもしれない。とくにこの中に混じっている数人の健常者は、本来まったく必要のない手術を受けることになる。医療によって健康被害を受けるわけである。

この健康被害を避けるために、出来るだけ手術を遅らせたらどうなるだろうか。じっと経過観察を続けるのである。そうすれば、健常者に対する健康被害を減らすことが出来る。しかし今度は本当に虫垂炎である八五人の生命を危険に曝すことになる。あまり手術を遅らせるわけにはいかない。

あなたの判断は？

もちろん、どちらを選んだとしても、それが間違いというわけではない。ただし世界的に見て、もちろん日本においても、前者が正しいとする価値判断が多数を占めている。

これは虫垂炎に限らず、医療のあらゆる分野に共通する価値観なのである。ほとんどの病気は、一〇〇パーセントの正確さで診断出来るものではない。どうしても曖昧さが残ってしまう。診断だけでなく、治療も同様だ。すべての薬には副作用があるし、それが表れるかどうかは確率でしか論じることが出来ない。手術や検査でも、常に危険が伴うものである。およそ医療において、一〇〇パーセント確かで安全な検査や治療など、ひとつも存在しないと思って間違いない。必ず曖昧な部分が残ってしまう。しかしそういう曖昧さを容認したうえで、あえて患者に医療を施すことによって、より多くの人命を救うことが出来る。それが医療の根底に流れている原理原則だ。

結局、医療とは最大多数の最大幸福を追求する行為なのである。そのために多少の犠牲が出ることはやむを得ない。そういう暗黙の了解が社会的になされているという前提に立って、医療行為が行われている。

ただ残念ながら、患者の側にはこのような認識がきわめて薄い。医学が進歩し、診断精度や治療成績が上がれば上がるほど、患者のほうはますます医療に完璧さを要求するようになってしまった。それが高じて、今では多くの人が、医療とは本来完璧なものであるという錯覚に陥ってしまっている。完璧であるはずの医療で何か問題が生じたとすれば、それは明らかな人為的ミスに違いない。そういう理屈になってしまった。しかも一般人だけでなく、警察や司法関係者も同じような錯覚に陥っている。そしてこの錯覚が、医師不足にさらに追い討ちをかける大きな原因となっているのである。

医療ミスとは何か

この問題を、虫垂炎を例にさらに見ていくことにしよう。

あなたが腹痛を起こし、病院で診てもらった結果、おそらく虫垂炎だからすぐに手術をしなければならない、と医師から告げられたとしよう。あなたはきっと、それを承諾するに違いない。ところがいざお腹を開けてみると、虫垂は炎症を起こしていなかったし、心配される他の病気も見つからなかった。あなたは、本当は健康だったということだ。そのことを医師から告げられたら、あなたはきっと頭にくるに違いない。あなたがどうしても納得出来なければ、おそらく医療訴訟ということになる。

もっとも、実際の医療訴訟では、このような単純なケースはまず争われない。また仮にこのような訴訟で患者側が勝つようなことになれば、それこそ医療の根幹を揺るがしかねない大事件となってしまう。あなたは運が悪かったと諦めるしかない。

しかし次のようなケースだったら、どうだろうか。多くの読者が判断に迷うに違いない。

虫垂炎の疑いでお腹を開けてみたものの、虫垂炎ではなかった。その場合、何か他の病気が疑われる。だから外科医はさらにお腹の中を詳しく調べるはずである。もしもそれを怠って重大な病気を見落としたとすれば、これは明らかに医師の側に非がある。訴訟になれば、医師側の負けは確実だ。だから医師は必ず広範囲にわたってお腹の中を調べ上げる。

先ほどの『メルクマニュアル』にも次のように書かれている。

別の疾患が虫垂炎と診断される可能性も考慮されるべきである：穿孔性消化性潰瘍、急性壊疽性胆囊炎、そして急性腸閉塞には、すぐに手術が必要である。女性で、もしも開腹手術の際、虫垂が全く正常であったならば、卵巣囊腫や卵管炎、あるいは子宮外妊娠を疑って骨盤内臓器の注意深い検査を行うべきである。男性と女性のどちらにおいても、小腸の末端部分は、メッケル憩室症あるいは回腸炎（クローン病またはエルシニア腸炎）の可能性を除外するため、約２ｍの長さにわたって検索されるべきである。腸間膜リンパ節炎（過形成性リンパ節）が回腸末端の腸間膜に見つかることもある。

これは絶対に必要な医療行為だ。しかし同時に危険な医療行為でもある。なぜなら、これによって重篤な手術合併症が引き起こされることがあるからだ。

お腹の中の臓器は、それぞれが薄い膜で覆われている。膜に保護されているお蔭で、臓器同士が癒着しないようになっている。ところが広範囲にわたって調べるには、どうしてもこの膜を切ったり傷つけたりしなければならない。そのため手術後、お腹の中で臓器同士、あるいは臓器と筋肉などの癒着が起こる。どんな名医が行ってもまず避けられない、手術に付き物の合併症である。

癒着の大半は放っておいても大丈夫なのだが、時々悪さをする。この場合であれば、稀に腸閉塞などを引き起こすことがある。そのため術後に長期にわたってお腹の調子がすぐれず、時には再手術が必要になることもある。何人かの外科医に聞いたところ、そうなる確率はかなり低いが、きわめて珍しいと言えるほど少なくもないということであった。

さて問題である。あなたが虫垂炎の手術を受けた結果、実際には虫垂炎でないことが分かった。そこで医師はあなたのお腹の中を広範囲にわたって調べてみたが、やはり何も見つからなかったので、開腹した部分を閉じた。ところが運の悪いことに、小腸の癒着が起こり、重篤な腸閉塞になってしまった。そして治療のために再手術。結局一ヶ月以上にわたって入院し、退院後も長いこと体調不良に苦しめられた。

あなたは今度こそ訴訟に踏み切るはずだし、十分な勝算がありそうだ。医師は明らかにミスを犯したに違いないのだから。

無過失と結果責任

手術同意書というものがある。術前に、必ず医師から患者に対して手術の方法や危険性について説明が行われる。それに納得すれば、患者が手術同意書にサインする。緊急の場合を除けば、手術同意書にサインがない限り、医師は手術を行うことが出来ない。あなたが手術を受けたということは、あなたが医師の説明に納得して同意書にサインしたことを意味する。

しかし事前の説明は、必ずしも十分でない場合がある。とくに医師が不足している病院では、説明にあまり時間をかけられない。また患者が本当に医師の説明を理解しているとは限らない。どうしても、訴訟に至るような要素が残ってしまう。だから先のようなケースでの訴訟も、あり得ないことではない。

だが、それは本当に正しい主張だろうか。果たして医師はミスを犯したと言い切れるのだろうか。判断は司法の手に委ねられることになるのだが、もしも患者側勝訴、医師側敗訴となれば、やはり医療現場に大きな混乱を引き起こすことは避けられない。

虫垂炎の疑いが濃厚な患者に手術を施すことは、医療の常識である。開けてみて虫垂炎ではないと分かれば、他の病気を疑ってお腹の中を調べるのも、やはり医学的に正しい。また手術に重篤な合併症が伴う可能性があることも、やはり医学の常識だ。正しい手技で行った手術であれば、医師に重大な過失があったとは言い難い。とすれば無過失ということになる。それでも医師が敗訴したとすれば、それは結果責任を問われたことになる。

患者にとって結果が好ましくなければ、すべて医師の責任。やったことが医学的に正しくても結果がすべて。そうなってしまったら、医療の根本が揺らいでしまう。この場合で言えば、医師側は金輪際、虫垂炎の診療を行わなくなってしまうかもしれない。当院ではあなたの病気を一〇〇パーセントの確信を持って診断出来ないし、手術にも一〇〇パーセントの安全を保証出来ない。紹介状を書くので、あなたに相応しいよその病院に行ってくれ。そういうことになりかねない。今やネットの時代である。この虫垂炎のケースで仮に医師側が負けたとしたら、その事実はたちまちメールを通じて全国津々浦々の医師の知るところとなり、次の日から全国的に虫垂炎患者が締め出されるかもしれない。

もちろん、この虫垂炎のケースは、私が拵《こしら》えたフィクションに過ぎない。このようなケースで訴訟になったという話は聞かないし、虫垂炎の治療はきちんと行われている。その点は心配いらない。

今もっとも医療訴訟によって深刻な影響を被っているのは、産科である。産科医療では、胎児や妊婦が死亡すれば、まず確実に訴訟問題に発展する。それが医学的に避けられないものであっても、そういう理屈はまず通らない。さらに患者側に有利な判決が次々と下されている。そのため、産婦人科を掲げている病院の多くが、産科診療をやめ、婦人科のみを残すようになった。しかも産科を志望する若い医師も急激に減ってしまった。

しかも、医師に過失がないにもかかわらず、逮捕され、裁判にかけられるという事件が続出し、結果責任を取らされている。少なくとも、多くの医師たちがそう感じている事件が増えている。事実、臨床医学系の学会や地域医師会のホームページには、それらの事件で逮捕された医師たちを擁護する声明文がたびたび掲載されるようになってきた。誰も犯罪者にはなりたくない。産科医不足や出産難民といった問題の背景には、このような理由も横たわっている。

しかも折からの医師不足だ。無理に産科医を続けなくても、婦人科だけでも十分に食べていける。そのうえ、時間的にも体力的にもずっと楽だ。そういうことを、医師側が知ってしまった。そうなったら、もう元には戻れない。一度壊れた産科医療を立て直すのは、容易なことではない。

無過失補償制度は功を奏するか

しかしこのままでは、さすがにまずい。そこで考え出されたのが、無過失補償制度である。患者にとって好ましくない結果となった場合に、第三者機関がその補償を行うという制度だ。政府与党内で検討が行われている。

無過失補償制度を国が運営するというのであれば、合理的と言える。医療には常に危険が付き物だ。それを認めたうえで、最大多数の最大幸福を追求する。それが社会全体に暗黙の了解として受け入れられているからこそ、医療行為が許されている。言い換えれば、国がやってよろしいとお墨付きを出しているということだ。政府公認の医療を過失なく行ったところ、患者にとって好ましくない結果に至ったとしたら、その責任を国が取るのは、まことに理にかなっている。またそうなれば、現場の医師たちも安心して仕事が出来るようになるだろう。

ところが、政府案によれば、そのための資金を国が出すのではないという。医療はあくまでも医師と患者との民間契約なのだから、必要な資金は医療機関で出せということだ。病院の半数が赤字経営を強いられている中で、果たしてどれだけの医療機関が参加できるか分からない。しかも制度が適用されるのは、どうやら産科に限られるようだ。先ほどの虫垂炎の例などは、適用外になってしまう。またこの制度が産科医不足の歯止めになるかと言えば、私はかなり疑問に思っている。なぜなら医師の過労による過失があった場合は適用が認められないからだ。

たとえばあなたは、三日三晩、寝ずに働いて意識が朦朧《もうろう》としているドライバーが運転するタクシーに乗りたいと思うだろうか。あるいはあなたの家族を乗せてもいいと考えるだろうか。

それと同じである。地方の中小病院の中には、産科医がたった一人か、せいぜい二人しか勤務していないところが少なくない。そういう病院の産科医は、一年中ほとんど家に帰れず、病院に寝泊りしている。しかも、ろくに寝ることすら許されていない。そうした勤務実態は、最近新聞やテレビ等でも盛んに報道されるようになってきた。いつ重大なミスを犯しても不思議ではないし、実際に裁判になっているケースも少なくない。

それは病院側の責任だ。従業員である医師の健康管理は、雇用者側の責任だ。そういうことは、言葉としては言える。しかし医師が足りないのだから、どうしようもない。それなら患者をうっちゃってでも、医師は睡眠を十分に取りなさいと言えるだろうか。あなたの奥さんの出産よりも、生まれてくるあなたのお子さんの命よりも、医師の睡眠を優先させるべきだ、と言う権利は誰にもない。

それでも事故が起これば、医師の責任が問われる。無過失とは言えないからだ。とすれば、病院側としては患者受け入れを制限する以外にない。そして現実に、そういう事態が全国各地で生じている。無過失補償制度だけでは、産科医の減少に歯止めをかけるのは困難に違いない。

地域ぐるみで医師を守り抜けるか

医療訴訟ともなれば、当事者の医師はその病院には居づらくなる。ましてや、刑事事件となれば、結果が有罪か無罪かを問わず、全員が病院を去っていく。とくに地方の病院で、身を粉にして地域医療に貢献してきた医師にとって、訴訟や起訴は精神的に耐えられないものであるに違いない。

同時にこのことは、地域にとっても大きなダメージとなる。なぜなら、代わりの医師を呼ぶことは、ほぼ不可能だからである。まして原因となった事故が、過労や人手不足によるものであったり、無過失によるものであったりした場合には、代替医師の確保は絶望的と言わざるを得ない。

それは考えるまでもない。過労や人手不足が原因だとしたら、そんなところにあえて赴任しようという医師はいない。行けば三六五日、二四時間休み無く働き続けなければならないことが明らかだからだ。そうなれば、いつ自分も過労でミスを犯し、社会的に犯罪者のような扱いを受けるか分かったものではない。

　まして無過失によるものだったとしたら、代替医師からはもっと敬遠される。こういう場合は、病院が断固としてその医師を守り抜くべきだし、それが出来ないような病院に、あえて雇ってもらおうとする医師がいないのも道理だろう。現実に起訴された医師が去った病院には、代わりの医師は誰も行っていない。大学に泣きついても無駄だし、その自治体の長が三顧の礼で頼んでも、やはり無駄である。

　医療訴訟は能力の低い医師や不良医師を排除するためには必要だが、優良な医師までも地域から追い出してしまいかねない諸刃の剣であることに、そろそろ我々も気付かなければならない。そして、もしも医師に過失がないにもかかわらず起訴された時には、病院はもちろん、地域ぐるみ、住民総出で、その医師を守り抜かなければならない。そうでなければ、二度と医師を手に入れることは出来ない。この医師不足の時代に地域医療を維持しようとするなら、そのくらいの覚悟が必要になってくる。

　また、刑事事件に発展した場合は、警察や司法関係者もやり切れないだろう。彼らも地域医療を破壊したいがために、その力を行使したわけではない。正義感に燃え、患者の権利を守るために努力した結果が地域医療の衰退を招くことになるとしたら、馬鹿馬鹿しくてやってられない気分になるかもしれない。しかもそのすべてが、医師不足という病根によるものだけに、法の正義だけでは解決のしようがない。医師不足は、医師も患者も裁く側も、関係するすべての人々を不幸にしつつ、静かに進行しているのである。

第5章　二〇二五年の真実

国民医療費から見る真実

医師不足がこのまま進行すると、どのような事態になるのだろう。ここでは二〇二五年という年に何が起こるかを予想してみよう。二〇二五年というと、団塊の世代の人たちの全員が、後期高齢者の仲間入りをする時期である。入院や手術の可能性が増し、脳梗塞《のうこうそく》の後遺症や認知症が心配になる年齢だ。

しかし残念ながら、団塊の世代の人たちは、こと医療に関しては、あまり恵まれた余生を過ごせないかもしれない。今は小児科と産科が深刻な医師不足に陥っているが、二〇二五年にはほとんどの科目に医師不足が波及するからである。厚生労働省が公にしている資料を見れば、この予測が外れる余地はほとんど残されていないことが分かる。いつでもどこでも安心して医療を受けられる時代は、すでに終焉《しゅうえん》を迎えつつある。

まず検討したいのは、国民医療費の将来予測である。国民医療費とは、一年間に日本全体で使われる、つまり我々が消費する医療サービスのうち、健康保険の範囲内のサービスの総額である。健康保険によって賄われる金と、我々が病院や調剤薬局の窓口で支払う金の総額ということになる。その額は、二〇〇四年度において三二兆一一一億円となっている。この中には正常出産の費用や、健診、人間ドックなどは含まれていない。それらは健康保険の対象外だからだ。もちろん、歯科診療のうちで保険外のものも含まれない。歯科では保険外のほうが多いくらいだ。国民医療費のうち一般診療医療費、つまり医師が直接関与した医療費が、約二四兆四〇〇〇億円である。

一方、第2章で見たように、日本全体の診療医師数は、二〇〇五年において約二五万七〇〇〇人。その全員がフルタイムで働いているわけではないことは、すでに説明した通りだが、ここではこの数字を使っていくことにしよう。この数字を用いて計算すると、医師一人当たりに換算した医療費は、約九五〇〇万円。これが一年間に一人の医師が生産した医療サービスの額ということになる。国民医療費の年度と医師数の年度が異なっているが、細かいところは無視して話を進めていく。

計算しやすいように、医師一人当たり一億円ということにしよう。この数字は、医師の働き具合に応じて、いかようにも変わり得るものだが、実際にはここ数年来、ほとんど横這《よこば》いである。また昨今の医療費の動向から、今後ともこの水準で推移するものと考えられる。厚生労働省が医療費の単価（保険点数）を操作しつつ、この水準に抑え込んでいるからである。

さて、問題は国民医療費の将来推計だ。厚生労働省が二〇〇六年一月に発表した予想によれば、二〇二五年度の国民医療費は六五兆円になるとされている。推計に当たっては、インフレ率は考慮されていない。現在の物価水準が変わらないと仮定して、この額になるということである。

一方、この数字を受けた日本医師会（日医）では、対抗する形で二〇〇六年四月に独自の予想を発表した。そちらのほうは、二〇二五年度の国民医療費を四九兆円と試算している。厚生労働省の数字が、医療費のさらなる抑制に利用されることが明らかだったこともあって、日医の予想値はそれよりもかなり低く見積もられている。

結局、かなりのゴタゴタがあった末に、二〇〇六年六月、小泉内閣はさらなる医療費抑制を柱とする医療制度改革関連法を可決成立させたのだが、その内容や政治的な流れは、ここでは省略する。問題になるのは、あくまでも国民医療費の予想値だ。厚生労働省は六五兆円。日医は四九兆円。一六兆円もの乖離《かいり》がある。しかし実は、それすらもどうでもいいことなのである。本当の問題は、どちらの数字にせよ、医師の人数から言っておそらく有り得ないというところにある。

二十数兆円の医療サービスを切り捨てる

どういうことだろうか？

実は誰でもすぐに理解出来る、ごく単純な話なのである。

つまり、こういうことだ。

前節で述べたように、国民医療費は医師一人当たりに換算すると、年間約一億円である。政府はこの水準を断固として維持するつもりだから、二〇二五年においても、約一億円だ。

また医師側としても、これ以上の医療サービスを提供することは難しい。今でも過労死寸前まで働いて、ようやくこれだけの医療サービスを維持している状態だ。これ以上働けと言われたら、本当に大量の死人が出てしまう。つまり、労働力の点から見ても、国が医療の単価（保険点数）を大幅に引き上げない限り、医師一人が提供し得る医療サービスの金額が、今以上に増えることはない。

その肝心の医師は、毎年三五〇〇人から四〇〇〇人程度の増加である。厚生労働省の見込みによれば、二〇二五年には三一万人程度。これまでたびたび出てきた、「医師の需給に関する検討会報告書（二〇〇六年）」でも、三一万一〇〇〇人と予想している。

もうお分かりだろう。約三一万人の医師が提供出来る医療サービスの総量は、彼らがよほど頑張ったとしても、今の保険点数のレートでいけば、高々三一兆円にしかならないのである。

国民医療費としては、これに歯科診療医療費と薬局調剤医療費などが加わるが、その金額は大きくない。二〇〇四年度の数字では、歯科診療医療費が約二兆五〇〇〇億円、薬局調剤医療費が四兆二〇〇〇億円に過ぎない。しかもこれらの医療費も、一般診療医療費と同じく増加率が厳しく抑えられている。二〇二五年においても、合わせて一〇兆円を大きく上回ることはないだろう。

結論として、二〇二五年度に供給出来る医療サービスの総量は、高々四〇兆円を少し上回る程度にしか過ぎないということになる。厚生労働省の六五兆円という予測には遠く及ばず、日医の四九兆円にも達しない。

したがって逆に、二〇二五年度における医療サービスのニーズが、厚生労働省が言うように六五兆円に達するのだとすれば、大変なことになってしまう。供給量が僅か四〇兆円ちょっとにしかならないのだから、二十数兆円分の医療サービスを切り捨てなければならなくなる。仮に日医の予測が正しいとしても、やはり一〇兆円近い医療サービスを切り捨てなければならない。

しかし実際には、これすらも甘い見積もりだ。なぜなら、第2章でも触れたように、二〇二五年における医師数三一万人といっても、七〇歳以上の医師までを総動員すると仮定した場合の数字だからだ。しかも若い医師たちの中には、収入が下がってもいいから、もっと仕事を減らして欲しいと、切実に考えているものが大勢いる。最近では、仕事のきつい科目から、コンタクトレンズの外来や健診・人間ドックなど、楽な分野に大量に医師が流れ始めている。さらに、医師を辞めてしまって別の職業に就くものも少なからずいる。医療の周辺のベンチャー企業を起こすなど、なんとかして医業から足を洗おうとする傾向が、とくに三〇代前後の若い医師の間で急速に広まっている。

つまり、二〇二五年度の医療供給量は、一般診療医療費で三〇兆円にも満たず、歯科診療医療費や薬局調剤医療費を加えても、四〇兆円に達しない可能性のほうが、遥かに高いのだ。

それでも六五兆円分の医療サービスを提供しようとしたら、医療の質を著しく落とす必要がある。保険点数は今のままで、質を半分に落とせば、希望者全員に医療サービスを配分することが、計算上は可能になる。しかしそうなったら、丁寧なインフォームドコンセントや、安全性の向上などは、まったく望めなくなる。検査や治療そのものすら、かなり雑にならざるを得ない。医者にかかるのも命懸けという話になってしまう。そういう時代が目前に迫っているのである。

二〇二五年には外科医が半減する

そんなことは信じられないという人も大勢いるかもしれない。それに、今の議論は前提となる数字が変われば、結論も変わるというものだ。そもそも厚生労働省の言う六五兆円とか、日医が言う四九兆円とかが当たるとは限らない。

そこで別の証拠を示すことにしよう。ここで示すのは、外科医の人数である。二〇二五年前後には、外科の需要が今よりもずっと高まるはずだ。外科の主な仕事はがんなどの手術。なかでも消化器や肺、乳腺などのがんが、外科の中心領域となっている。がんは年齢が上がるにつれてかかりやすくなる。五〇歳を超えた頃から少しずつ増え始め、六〇歳を超えると急速に増えていく。だから高齢化が進めば進むほどがん患者が増え、外科の仕事も増えることになる。

二〇二五年には、団塊の世代の人たちが後期高齢期に達している。がんをはじめ、脳、心臓、その他あらゆる病気が増えてくる。厚生労働省の予測でも、その頃までには入院治療が必要となる患者数が二割ないし三割増えるとしている。また人口予想からいっても、七〇代後半の人口が三割ほど増加する。当然、外科医が担当する手術の需要も三割増しとなるはずだ。

ところが二〇二五年には、外科医が圧倒的に不足する。しかもそれは、現時点で確定していることなのだ。

二〇〇四年の「医師・歯科医師・薬剤師調査」を基に、外科医の年齢構成をグラフ化す

■ 図4 年齢別外科医師数(2004年)

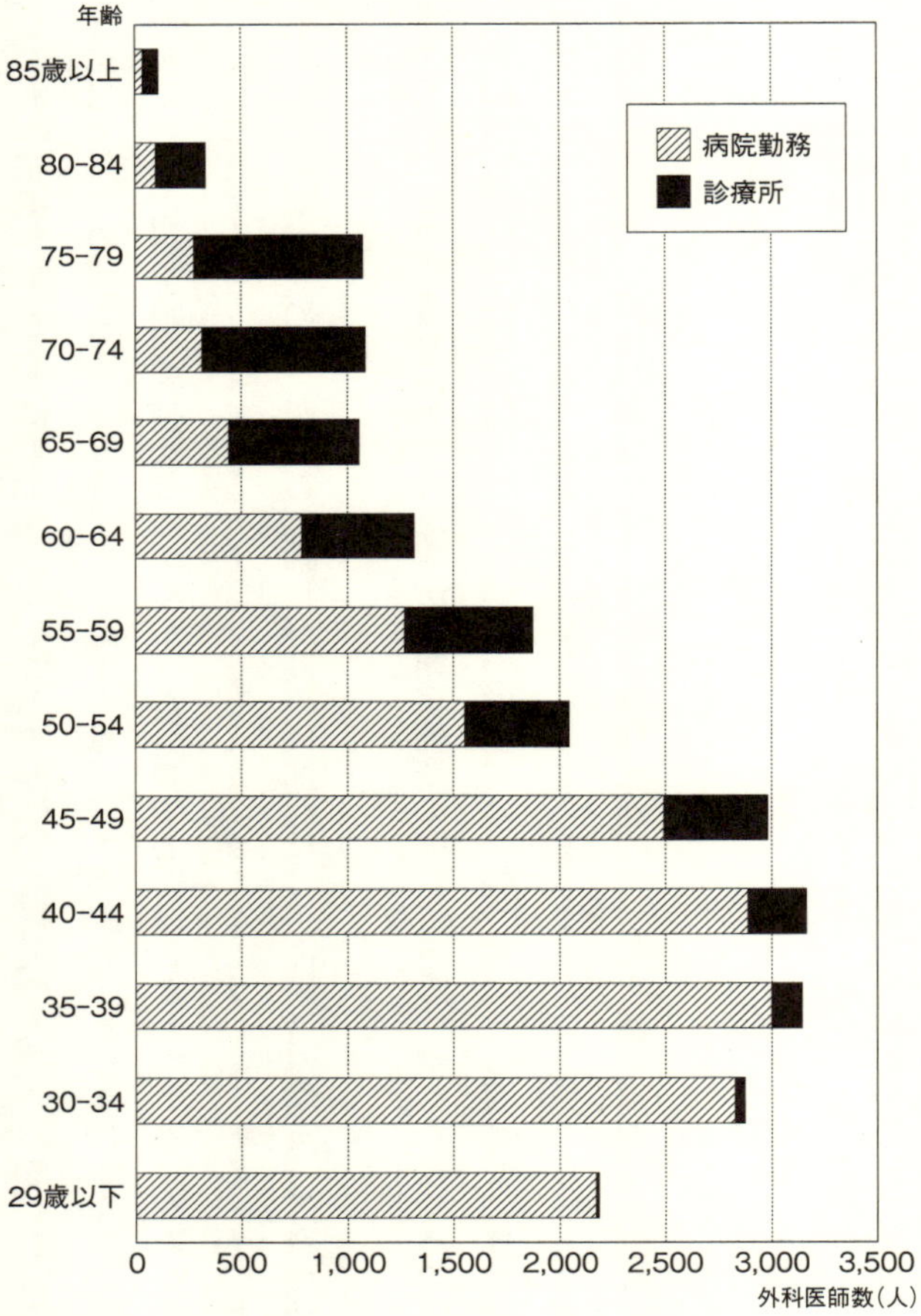

厚生労働省「医師・歯科医師・薬剤師調査」(平成16年)を基に作成

ると、図4のようになる。最近は、統計に騙されるなどというような書籍が沢山出ているが、これは実数である。統計学的な処理は施されていない。泣いても笑っても外科医はこの人数という、生のデータと思っていただきたい。

二〇〇四年において、外科医は三〇代後半から四〇代がもっとも多くいたことが分かる。人数が多いうえに、病院勤務医の割合が高い。外科医といっても、開業すれば、実質的には内科医と違わない。手術が出来るのは、病院勤務医だけと考えていい。

また外科医は旬の時期が限られている。医学部を卒業して最初の一〇年間は修業時代。三〇代半ばにしてようやく一人前だ。ところが五〇代に入ると、次第に肉体的衰えが出てくる。個人差はあるが、おおよそ五〇代半ばを過ぎると、多くの外科医が第一線から退き始める。五〇代後半以上で病院に残っている外科医の多くは、管理職と思っていい。

二〇〇四年においては、ちょうど外科医として脂がのり切った世代が、人数的にも充実しており、外科手術を受けるには打ってつけの時期だったことが、図4から読み取れる。

ところが若い世代に目を移すと、かなり人数が減っていることが分かる。とくに二〇代の外科医の人数が、四〇代前半と比べて三割以上も少なくなっているではないか。そして問題はまさにこの点にある。

二〇二五年というと、この図4の二一年後だ。中核を成していた三〇代、四〇代の外科医が五〇代、六〇代となり、大半が手術の第一線から退いている。代わって手術を行うのが、この二〇代の医師たちなのである。その人数が、これほど減っている。しかも二〇〇四年以降も増える兆しが見えない。

その一方で、手術が必要となる患者が三割増し。

何を言いたいのか、もうお分かりだろう。外科医が三割減って、患者が三割増えるのだから、二〇二五年には患者当たりの外科医の人数が半減するということだ。

しかも外科は仕事がきつく、産科と同様、医療訴訟が多いことで有名だ。二〇代の外科医がそのまま全員、外科に踏みとどまるかどうかは、はなはだ疑問と言わざるを得ない。外科から他の科目に転向するのは比較的簡単なのである。一方、他科から外科に転向するのはかなり難しい。眼科や心療内科から外科に転向しようとしても、まず無理だ。外科医の歩留まり次第では、患者対外科医の割合が半減どころか、もっと少なくなる可能性も否定出来ない。いや、現状から見て、おそらくそうなるに違いない。

となると、患者を絞るより他に手はなくなる。それは疑いの余地がないことだろう。手術の質を落として云々ということは、いくら何でも有り得ない。これから先、画期的な手術方法が次々と開発され、手術に要する時間や手間が飛躍的に削減されるのならともかく、そうでないとしたら、これだけの人数で、手術が必要な患者全員を相手にするのは無理な相談だ。先着順か、籤《くじ》引きで決めるか、はたまた札束の厚さで勝負するのかは分からないが、そうせざるを得ない。そういうことが、現時点ですでに確定しているのである。

同じことが脳神経外科や整形外科でも言える。循環器科や呼吸器科といった内科系でも落ち込んでいる。もちろん産科や小児科は、最初から避けられてしまっている。

二〇二五年においても、それなりの人数の医師が確保されると思われる科目は、眼科、皮膚科、耳鼻科などである。とくに眼科は医師過剰になる可能性が高い。若い医師の間で眼科がブームとなっているからだ。仕事が楽であるうえに、患者が死亡するようなことはまず有り得ないため、医療訴訟の危険が少ないからである。しかしこれらの科目以外では、どれも似たり寄ったりの医師不足となる。

診療所はどうなるのか

とはいえ、医師不足は病院だけであって、診療所、つまり開業医はどんどん増えている。だから少なくとも軽い病気や怪我ならいつでもどこでも医療を受けられるはずだ。今のところ、確かにそういうことが言える。だが、二〇二五年にはそれすらも怪しくなってくる。

「医師の需給に関する検討会（二〇〇六年）」の報告書の中に、次のような記述がある。

病院における医師の需要予測を行うと、病院における医師は、診療時間のうち、6割の時間を入院診療に費やしており、入院医療の需要予測では、例えば限定法では、平成52年（2040年）には現状の約1・4倍となる。一方、病院に勤務する医師数は、現在の16・4万人から17・6万人まで7％程度の増加にとどまると推計される。このような状況から長期的に見て、病院に大きな負荷が生じる可能性がある。ただし、病院で勤務する医師の診療時間の4割が外来に費やされており、病院が入院機能に特化することにより需要を軽減することが可能である。

将来的には病院の外来を廃止して、入院のみにしないと持ちこたえられないということを言いたいのである。またそうなるのは二〇四〇年頃と言いたいのだが、やはりはっきりとは書かれていない。時期は分からないが、長期的に見れば、病院の外来廃止も有り得るということを、非常にぼかした文章で表現している。しかしそう書くからには、すでに厚生労働省の内部では、当然そのように想定しているということである。

実際、二〇〇七年四月一四日付けの朝日新聞によれば、厚生労働省は、今後、大病院や専門病院には一般的な外来診察を行わせず、入院と専門外来に特化させる方向に持っていく方針を固めたという。風邪や軽い生活習慣病患者などは大病院から締め出すということである。その一方で、開業医に対しては休日・夜間診療や訪問診療をやらせるという。病院の外来廃止は、すでに既定路線なのである。ただしそれをいつから開始するかは言っていない。

医師の需給に関する厚生労働省の予想は常に大甘で、これまですべて外れてきた。仮に病院の外来廃止を二〇四〇年と予想しているとしても、やはり外れると考えるほうが自然だろう。おそらく、もっと早い段階で病院の外来が廃止されるに違いない。

第3章で見た通り、病院の入院日数が減ると、病院で必要な医師数が増加する。平均入院日数はかなり短縮されてきたが、それでもOECDの平均の二倍以上の長さだ。この先、もっと短縮されるに違いないし、その分だけ医師の集約がさらに進む。しかも二〇二五年時点ですでに、入院の需要が今よりも三割程度増えると予想されている。このままでは、ほんの数年後には病院外来が事実上廃止されることも十分に有り得る話なのである。

病院外来が事実上廃止されると、病院から締め出された外来患者は開業医に流れることになる。その時、開業医は受け皿として持ちこたえられるだろうか。

病院を締め出される患者の数は半端ではない。日本全体での外来患者数は二〇〇五年の統計（平成一七年「患者調査」）で、一日当たり五八二万人。そのうち、病院を受診しているものが一八七万人だ。高齢化によって二〇二五年には外来患者も二割ないし三割増え、一日当たり七〇〇万人から七六〇万人に達すると予想される。それに対して開業医の人数は、二〇〇四年時点で約九万三〇〇〇人（「医師・歯科医師・薬剤師調査」）。二〇二五年には約一三万四〇〇〇人程度に増加すると見込まれている（「医師の需給に関する検討会〈二〇〇六年〉報告書」）。

直近の患者調査が二〇〇五年、医師数の調査が二〇〇四年なので一年間のずれがあるが、多少の誤差に目をつぶれば、二〇〇五年における開業医一人当たりの患者数は、四二・五人／日である。

一方、仮に二〇二五年に病院外来が廃止されるとすると、開業医一人当たりの患者数は、五二人ないし五七人／日に増加する。ところがその頃には開業医の多くが高齢者になっており、実質的な戦力としては一三万四〇〇〇人に遠く及ばない。今は団塊の世代の医師たちが次々と開業しているところだが、二〇二五年には彼らも七五歳を超えている。となると、開業医のほうもパンクする可能性が高い。

もちろん、患者側で通院を控えれば、話は別だ。たとえばお年寄りなどの中には医者のハシゴを生き甲斐にしている人が大勢いる。あるいはドクターショッピングに明け暮れる患者も多い。最近では「納得の医療」などと言って、ドクターショッピングをむしろ奨励するかのような意見を言う人もいるが、医師不足が深刻化してくると、そういうことは許されなくなってくる。まずはそれらのうちの無駄な通院を排除し、さらに単なる風邪や腹痛くらいで一々医者にかからないように我々国民全員が心掛けることが必要だ。大抵の病気は軽いうちに寝ていれば、数日で治ってしまうものである。患者側にそうした変化が起これば、診療所の外来はなんとか持ちこたえることが出来るかもしれない。しかし今まで通りの受診を望むのであれば、診療所もたちまち患者を絞らざるを得なくなってしまう。

救急医療

医師不足の影響がもっとも大きいのが、救急医療だ。今でも救急医療は目一杯の状態にある。政府は折に触れて救急医療体制の整備を政策に掲げてきたし、確かに救命救急センターが全国に整備されてきた。しかし多くは名目上の整備に過ぎない。救急病院と名乗っていても、実際には当直医師がいなかったり、いたとしても経験の浅い、若いアルバイト医しかいないような病院がいくらでもある。最近では、都心の大学病院ですら、救急医が不足している。

医師が足りないだけでなく、救急用の病床も不足している。満床状態で患者受け入れを断る病院が増えている。救急用の病床は、救命治療が一段落したら、速やかに空けなければならない。そうでないと、次の患者を受け入れられないからだ。そのためには、救急病床の患者を受け入れるための一般病床や病院が用意されていなければならない。ところがそれすらも足りなくなってきている。いや、そうではない。物理的には空きベッドはいくらでもある。しかし医師が足りないために受け入れられないのだ。かくして救急患者を受け入れたくても断るしかない救急センターが、全国で増え続けている。二〇二五年には、多くの救急センターが有効に機能しなくなっているに違いない。今は救急車のたらい回しが問題になっているが、二〇二五年には当たり前過ぎて、マスコミも本気で取り上げようとはしなくなるだろう。

しかも肝心の救急車すら、あまり当てに出来なくなりそうな気配だ。『消防白書　平成18年版』によれば、一九九六年から二〇〇五年までの間に、救急車の出動回数が実に五七パーセント近くも増えている。救急隊員も増えてはいるのだが、一〇パーセント増にとどまっており、患者の増加にはまったく追いついていない。そのためすでに、救急車もパンパンの状態にある。救急隊は地方自治体で組織することになっているため、財政の厳しい自治体ではこれ以上増やすことは不可能に近い。

需要が増大している最大の原因は、救急車をむやみに呼ぶ患者側にもある。前述の『消防白書』によれば、救急搬送患者のうち、半数以上が入院を必要としない患者である。

また死体搬送が年間六万八〇〇〇回余りにも及んでいる。本来、救急車は生きている人間を運ぶものであって、死体を運ぶものではない。それは法律にも定められている。ところが救急隊員には死亡を判断する権限が与えられていない。そのため、患者の家族などから「とにかく病院へ運んでほしい」と言われれば、黙って病院に搬送する以外にない。また死体を運び込まれる病院側としてみれば、その都度、医師の仕事が中断されることになる。

そうなると、今後は、軽症患者の搬送はお断りということになりかねない。いっそ有料化しようという意見も跡を絶たない。それでも間に合わなければ、死体搬送の是非が議論にあがるはずだ。

医師だけでなく、医療のあらゆる分野で深刻な人手不足が蔓延している。早急に手を打たないと、とんでもないことになってしまう。しかし打つ手は何かあるのだろうか。

知の水先案内人

集英社新書

a pilot of wisdom

http://shinsho.shueisha.co.jp/

A／政治・経済
B／社会
C／哲学・思想
D／歴史・地理
E／教育・心理
F／文芸・芸術
G／科学
H／ホビー・スポーツ
I／医療・健康

毎月17日発売

第6章　イギリスの惨状

世界的な医師不足

二〇二五年までには医者が足りなくなり、十分な医療が受けられなくなる。信じられないことかもしれない。

しかしこれは日本に限ったことではない。先進国の中には、すでに極端な医師不足を経験している国がある。他ならぬイギリスだ。イギリスは一九九〇年代に深刻な医師不足に陥り、それがいまだに続いている。さらに最近では、カナダ、オーストラリア、ニュージーランドなどが医師不足に直面している。またアメリカも慢性的な医師不足だ。ただしアメリカの医療制度では、医師不足が表面に表れにくい。そのために多くの人々は気が付かずにいるのである。

ここで第2章に示した図1（四四ページ）を振り返っていただきたい。OECD加盟国全体の平均は、人口一〇〇〇人当たりの医師数が二・九人である。日本は二・〇人で、OECD平均を大きく下回っている。イギリス、カナダ、オーストラリア、ニュージーランドなども、やはりOECDの平均をかなり下回っていることが分かる。もちろんアメリカも平均より下だ。つまりＯＥＣＤの平均よりも医師数が少ない国の多くが、医師不足に直面していると言える。

　また興味深い点は、医師不足に直面している国の多くが、かつてイギリスの植民地だったことである。カナダ、オーストラリア、ニュージーランドは現在もイギリス連邦にとどまっている。そのため、医療を含む社会制度の多くがイギリスに近いものとなっている。医師不足の原因と対策もよく似ている。

　一方、アメリカもかつてはイギリスの植民地だったが、早い時期に独立を果たし、以後、独自路線を歩んできた。医師不足といっても、その原因や対策はイギリスとはかなり異なっている。

　日本はこれから徐々に医師不足が深刻化していくが、そのゆくえはまだはっきりとしていない。イギリス型になるか、アメリカ型になるのか。それとも日本独自のものになっていくのだろうか。どのように展開していくにしても、我々の暮らしと健康に直接影響が出る問題である。

イギリスの医療制度

ご存知の通り、日本は国民皆保険制度をしいている。国民全員が、健康保険によって守られている。

イギリスの医療制度は、日本のような健康保険制度ではなく、医療費はすべて税金で賄われるシステムになっている。もっとも日本の健康保険も、保険料が事実上の税金の一種となっているので、似たようなものだと言える。大きな違いは、イギリスでは患者負担がゼロという点だ。日本は患者負担が基本的に三割なので、その点ではイギリスのほうが暮らしやすいと言えるかもしれない。ただし医療を受けられればの話である。

今言ったように、イギリスの医療費は税金によって賄われている。そのお金を管理し、医療機関に振り分けるために、ＮＨＳ（National Health Service）という制度が作られている。日本の公社制のようなものと思えばいい。イギリスの病院は事実上ほとんどが国営で、ＮＨＳの中に組み込まれている。また開業医は基本的に全員、ＮＨＳの運営組織との間で委託契約を結び、決められた報酬を受けるようになっている。だから病院勤務医も開業医も、実質的には国家公務員と同じようなものである。開業医は「一般医（General Practitioner）」と呼ばれるが、略してGPと呼ばれることが多い。

もちろんイギリスにも民間病院はあるし、委託契約を結んでいない開業医もいる。ただしそれらの医療機関で診療を受けると、医療費は全額個人負担となる。日本における保険外診療（自由診療）と同じと考えればいい。自由診療なので、医療の値段は病院側で自由に決められる。だからイギリスの民間病院の医療費はかなり高い。世界的に見ても、アメリカに次いで高額だ。入院すると、寝ているだけで一日一〇万円以上も取られる。これに検査や手術や投薬が加わるため、病気の種類によっては、一日で数十万円から一〇〇万円以上にもなってしまう。民間医療機関にかかれる人は、一部の富裕層に限られている。

国民は必ず、居住地域のGPの中から一人を選んで、自分のかかりつけ医として指名しなければならない。日本でもかかりつけ医という言葉はある。普段から診てもらっている、馴染みの医者という程度の意味合いだ。他の医者にかかったからといって、とやかく文句を言われる筋合いではない。しかしイギリスでは、自分が指名したGP以外の医師の診察を受けることは許されていない。救急の場合を除いて、どんな病気でも、まず自分のGP

に診てもらわなければならない。また、いきなり病院に行くことも許されていない。まずGPが診察して、病院の専門医に診てもらったほうがいいと判断した場合に限り、紹介状を書いてくれる。この紹介状を持って病院に行くと、専門医が診察してくれる。そして入院が必要な場合には、改めて入院手続きが取られるという流れになる。

ここまではあまり大きな問題はなさそうに思われる。なるほど、日本と違って、自分のかかりつけ医だけにしか行けないのは、ちょっと不便かもしれない。直接病院に行くことが出来ないのも、少し窮屈だ。しかし医療費は只だし、慣れればなんとかなるだろう。そんな気もしないではない。

「待機リスト」

ところが、そんな生易しい話ではないのである。

イギリスでは一九八〇年代、サッチャー政権が市場原理の導入と公共事業の切り捨てを断行した。当時イギリス病と呼ばれていた経済の停滞を、一気に解消するための荒療治だった。サッチャー首相は聖域なく大鉈《おおなた》を振るった。当然、医療でも容赦なく様々な改革が断行された。そのお蔭で医療も大きな影響を被ることになる。一時は医療費の削減と効率化に成功したかに見えたが、すぐに重大な事態に直面してしまった。

医療のための予算が大幅に削られたため、病院の多くが経営難に陥ったのだ。そのため医療機器や設備の更新が出来なくなり、建物の補修すらもままならなくなった。さらに医師の給与も削られたため、多くの医師が廃業し、しかも若者の医学部離れが一気に進んでしまった。これが今日まで尾を引き、深刻な医師不足をもたらしているのである。

その結果、出来たのが「待機リスト（waiting list）」である。文字通り、入院待ちの患者のリストである。病院はどこでも医師不足で、入院患者の受け入れ能力が極端に低下してしまった。GPで診察を受け、病院の専門医に回されてきた患者は、入院が必要と判断されても、すぐには入院出来ないのである。まず「待機リスト」に登録される。空きベッドが出るまでは自宅待機となる。ところがその待機期間が長い。数週間はザラ。三ヶ月待ちも珍しくないし、なかには半年近く待たされる患者もいる。

実はサッチャー以前にも「待機リスト」はあった。その当時のNHSの運営組織が中央集権的で、病院の予算（患者の診療費用）も中央主導で決められていた。イギリスの医療は税金で賄われているため、病院が当初の予算を使い切ってしまうと追加予算を申請しなければならないが、硬直したＮＨＳの運営組織の下では、事務処理に厖大な時間を要した。その結果として、「待機リスト」が生まれたのである。サッチャー改革ではこのような非効率は改善された。しかし医療の予算削減のために医師不足を招き、かえって「待機リスト」を悪化させ、かつ恒常化させてしまったのである。

その実態は、イギリス保健省が公表している統計データの中に、しっかりと表れている。図5は、最近四年間の、入院待機患者数を示したものだ。二〇〇四年四月三〇日の時点で、イギリス全土で待機患者が約八八万人いた。待機期間別に見ると、リストに載せられてから一三週（三ヶ月）以内が約五六万人、一三週から二六週（三ヶ月以上半年未満）が約二四万人。さらに、二六週以上（半年以上）待たされているものは八万人以上もいた。イギリスの人口は日本の約半分だ。そのことを考慮すれば、いかに大勢の患者たちが入院を待たされていたかが分かると思う。

サッチャー・メイジャー政権の後を受けたブレア政権は、医療政策を一八〇度転換。医療予算の大幅増額や医師増加策など、医療立て直し政策を次々と実施していく。その効果

■ 図5 イギリスの入院待機患者数の推移

各年、4月30日時点での待機患者数

調査年	入院待機患者数(人)			
	0〜13週	13〜26週	26週以上	合計
2004年	555,904	241,212	84,016	881,132
2005年	557,613	212,799	45,469	815,881
2006年	580,346	197,878	162	778,386
2007年	568,016	114,716	426	683,158

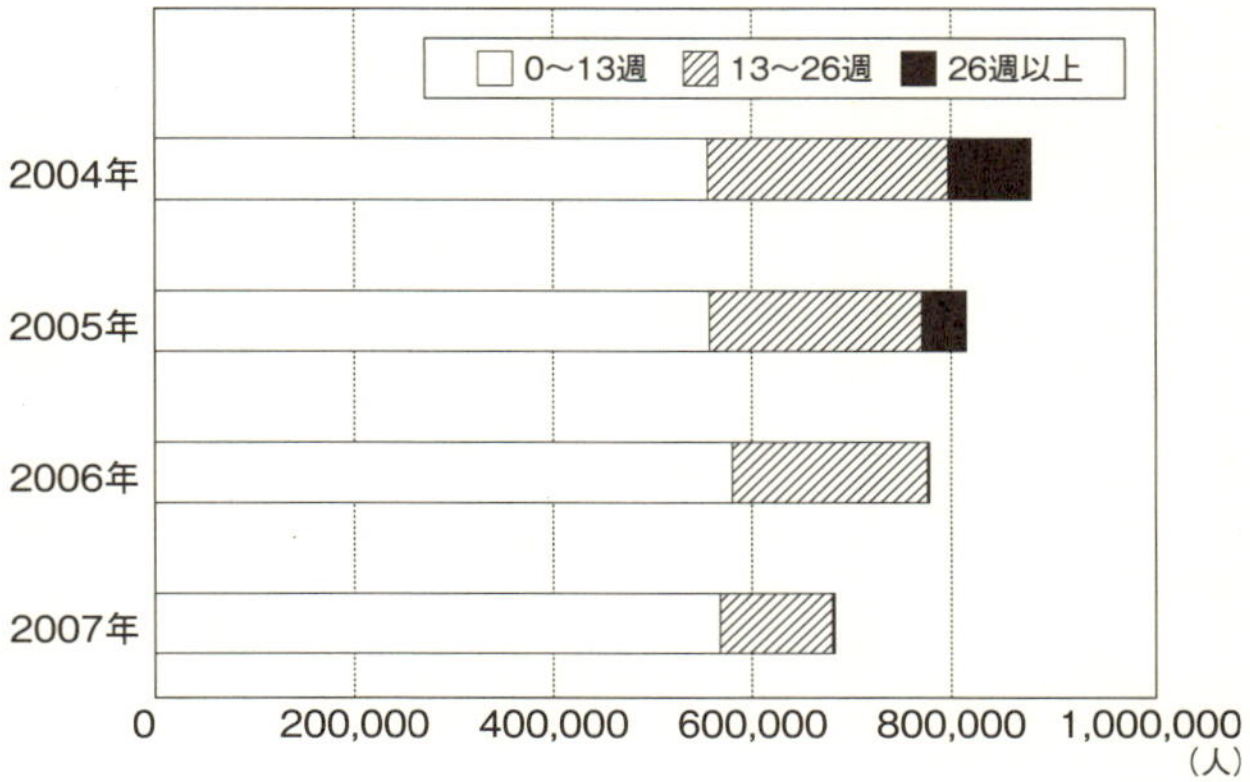

イギリス政府、Statistical press notice:
NHS inpatient and outpatient waiting times figures - April 2007より作成

は徐々に現れてきており、実際、図5の二〇〇七年の数値を見ると、状況がかなり改善されてきたことが分かる。半年以上待ちの患者はほとんどいなくなったし、待機患者数そのものも減った。ブレア政権は、これらの数字を示して、医療の立て直しは成功しつつあると主張した。

「隠れた待機リスト」

もっともブレアの医療立て直しが成功だったと感じているイギリス人はあまり多くはなさそうだ。「待機リスト」の他に、「隠れた待機リスト (hidden waiting list)」というものがあって、それも含めれば、まだまだ相当の待機期間を要するからである。

入院用の待機リストに載せてもらうためには、病院の専門医の診断が必要になる。そのためには、まずGPに診てもらい、紹介状を書いてもらわなければならない。ところが紹介状を持って病院に行っても、すぐには診てもらえない。ここでも数週間から三ヶ月余りも待たされる。これが「隠れた待機リスト」だ。

「隠れた待機リスト」の存在は、かなり以前から指摘されていたが、イギリス保健省が重い腰を上げて、数年前に公式な統計を取り始め、現在ではインターネット上に公開されている。「GPに診断書を書いてもらってから、専門医の一回目の診察を受けるまでの待機期間」という表現を使っている。それによれば、二〇〇七年四月三〇日の時点で、約九六万人もの患者が「隠れた待機リスト」に載せられていた。そのうち四週間以内が約五四万人、四週間から八週間が約三三万人、八週間から一三週間が約九万人となっている。運が悪ければ、病院の専門医に診てもらうために三ヶ月も待たなければならないのだ。

しかもGPの診察を受けることすらも容易ではない。具体的な統計は公表されていないが、通常は二日ないし一週間待たされるという。今朝体調が悪くてGPの診察を受けたいと思ったとしても、すぐには診てもらえない。予約を取って、数日後にGPのオフィスに行くことになる。大抵の風邪や腹痛などは、その前に治ってしまうため、イギリスでは簡単な病気で医者にかかるものはほとんどいない。ともかく、GPの診察までに数日、紹介状を書いてもらって病院の外来で診察を受けるのに数週間、さらに入院までに数ヶ月の時間がかかる。日本では信じられないことだが、イギリスではここ十数年来、当たり前のことになっている。

イギリスの人口一〇〇〇人当たりの医師数は日本よりも若干多い。それなのに、なぜこういうことになっているのだろうか。イギリスの医師たちは日本の医師よりも働いてはいないのではないか。午前一〇時と午後三時に必ず紅茶を飲むようなお国柄だから、そんなことになるのではないのか。

そうではない。イギリスの医師と日本の医師の労働時間は、ほとんど変わらない。それなのにこれだけの差が出るのは、医療に対する考え方の違いによるところが大きい。イギリスでは、医師は目前の患者に全力を尽くすべきという一種の職業倫理観が強く根付いている。そのため、GPは、一人の患者の診療に二〇分から三〇分の時間を割く。病院の専門医の診察ではもっと時間をかけるし、インフォームドコンセントなどもたっぷり時間を使って念入りに行われる。まして入院ともなれば、日本よりも遥かに濃厚な医療サービスが提供される。

反面、医療サービスが濃厚で患者一人にかける時間が長くなればなるほど、次の患者が待たされる時間も長くなる。かくしてイギリスでは、長い「待機リスト」と、「待機リスト」に載せてもらうためのGPの「隠れた待機リスト」、さらにGPの診察待ちという、実に三重の待ち行列が出来てしまったのである。

一方、日本では患者一人にかけるサービスと時間を極限まで減らすことによって、少ない医師数でより多くの患者を診るという仕組みが出来上がっている。そのお蔭で大学病院の外来ですら、三時間待てば診てもらえる。ただし患者一人にかける時間は、ほんの数分だ。

要は、三ヶ月待ちの三時間診療がいいか、三時間待ちの三分診療がいいかという問題である。仮に日本の国民がイギリス並みの充実（？）した医療を望むのであれば、その代償として、明日からイギリス並みの「待機リスト」を覚悟しなければならない。いや、日本はイギリスよりも医師不足である。待機期間がもっと長くなるのは間違いない。

金持ちは生きよ、貧乏人は……

それでもイギリスの医療は、公平さという点ではまだマシかもしれない。「待機リスト」がどれだけ長かろうと、じっと待ち続けていれば、自分の番が必ず回ってくるのだから。しかも医療費は只だ。

それに比べるとアメリカの医療は、完全に金持ちのためのものである。貧乏人はろくな医療を受けられない。しかしそうすることによって、アメリカは医師不足に対処しているとも言える。

アメリカには国民皆保険制度は存在しない。各自が自分に合った民間医療保険会社と契約を結ぶのが一般的である。また大企業などは雇用保険の一環として、従業員の医療保険料を全額負担するようになっている。公的医療保険としては、メディケア（Medicare）とメディケイド（Medicaid）の二種類があるが、加入出来る人は決まっている。メディケアは障害者や六五歳以上の高齢者、メディケイドは貧困層である。ただしメディケイドに入れる貧困層は、まだそれなりに余裕のある階層だ。これにも入れない極貧層が、少なくとも三五〇〇万人いると言われている。メディケイドにも入れず、民間の保険にも入れない無保険者も数千万人もいる。

医療保険といっても、日本の民間医療保険とはまったく別物である。商品はピンからキリまであるが、どれに入るかによって、受けられる医療の中身がまったく変わってくる。最高級の医療保険に入れれば、大学病院や世界的にも名の通った有名私立病院で、至れり尽くせりの医療を受けることが出来る。ただし保険料は高い。普通のサラリーマンでは、まず払えない。

安い保険に入れば、受けられる医療の質も下がってくる。検査項目が制限されていたり、病気によって入院や手術が出来なかったり、使える薬が限られたりと、様々だ。どんな医療を受けられるかは、支払う保険料の多寡によって決まる。まさに命の沙汰も金次第というお国柄である。そのため、アメリカの企業の労使交渉では、毎回のように医療保険が重要項目に挙がっている。企業側は出来るだけ安い保険に抑えたい。しかし労働者側は少しでも高い保険を望む。アメリカの自動車産業の衰退の一因は、高騰する保険料の支払いにあったと言われるほどだし、一般市民の中には医療費が払えずに自己破産に陥るものが跡を絶たない。

こうしたアメリカの医療の実態は、映画やテレビドラマの中でも生々しく描かれている。たとえば映画『ジョンQ——最後の決断』が有名だ。心臓病の息子を持った父親が主人公の映画だ。自分が加入する医療保険では息子が手術を受けられないことを知り、銃を持って病院を乗っ取って、息子の手術を医師に迫るというストーリー。あるいはNHKで放送されている人気ドラマ『ER』でも、医療保険を巡って、しばしば医師と患者が口論を繰り広げている。最近では、マイケル・ムーア監督がその作品『SiCKO《シッコ》』で、アメリカの民間医療保険をはじめとする医療制度の問題点を糾弾している。ただ、『SiCKO』の中ではイギリスの医療制度が絶賛されているが、実情はすでに述べた通りである。

公的医療保険であるメディケアやメディケイドが提供する医療も、やはりかなりの制約を受けることになる。たとえば老人が対象のメディケアでは、入院日数が六〇日までは合計九九二ドル(一日当たり約一六・五ドル)が自己負担。これを超えると個人負担は急激に上がっていく。六一日から九〇日までが二四八ドル/日、九一日から一五〇日までが四九六ドル/日、一五一日目からは全額負担となる。特別入院日数延長制度もあるにはあるが、その場合の患者負担も決して軽くない。

アメリカの病院の入院費は、世界一高い。何もしないで寝ているだけで、一日一〇〇〇ドル以上も取られてしまう。全額を個人で払えるような額ではない。

日本では長年にわたって、「アメリカの医療は素晴らしい」という話が喧伝《けんでん》されてきた。なぜなら、アメリカで医療を受けたことのある日本人の多くが、大企業の現地駐在員や外交官だったからである。彼らは会社や国の金で、最高級の医療保険に加入するため、アメリカの最高の医療を受けて帰ってくる。帰国してみると、日本の医療が許し難いほど貧弱に映る。GDP世界第二位と言いながら、この格差はどうしたことか。サービス向上に努めなかった日本の医師たちの怠慢ではないのか。日本はもっと医療の質を上げなければならない。そういう短絡的な議論がすぐに展開されてしまう。

もちろん日本でも、アメリカに負けず劣らずの質の良い医療は提供出来る。ただしそのためには、患者は、あるいは国民は、アメリカ並みの医療費を負担しなければならない。アメリカの一流病院で医療サービスを受けると、目玉が飛び出るほどの費用がかかる。虫垂炎で日帰り手術を受けるだけで一五〇〜二五〇万円もかかると言われている。日本なら、一週間入院しても、さらに個室に入ったとしても、患者個人負担は個室料込みで十数万円にしかならない。このささやかな金額で、アメリカの一流病院と同じ医療を提供せよというのは、どだい無理な相談なのだ。

もちろん、日本の医療をアメリカ型に作り直してしまえば可能である。その場合は、金持ちのみが最高の医療を受け、残りの大半が質の低い医療で我慢しなければならない。医師不足は、医療サービスの価格高騰という形で吸収され、市場原理のもとに解消されることになる。

ドイツ、フランスの医療

医師不足が深刻なイギリスやアメリカとは対照的に、ドイツとフランスは豊富な医師を抱えており、腎臓移植など特殊なものを除けば、「待機リスト」も存在しない。ドイツでは医療費のほぼ全額が公的医療保険（疾病金庫）から支払われている。一方、フランスでは、医療費の約三割が自己負担となっているが、様々な特例があるため、平均すれば自己負担率は約九パーセントとなっている。さらに自己負担分をカバーするための非営利の共済組合が発達しており、国民の大半がこれに加入している。

一九七〇年代から一九八〇年代を通して、高騰する医療費を抑制するために医師数を減らすべきだという議論が、世界中で巻き起こった。イギリスや日本はその動きをいち早く取り入れ、政策に反映したがために、今日のような事態を迎えるに至ったのである。ところがフランス、ドイツをはじめとするヨーロッパ諸国は、あまり深刻に捉えなかった。表面的には医師数抑制策を採ったものの、効力の乏しいものだった。医学部に行きたい学生が大勢いたとしても、それは個人の自由であり、政府が大きく干渉すべき問題ではない。医療費の高騰は国民の選択に任せる。日本人から見ればかなりルーズな発想だが、結局これが正解だったのである。

一時、これらの国々では医師が余る事態に陥ったことがあった。スペインやフランスでは、職にあぶれた医師がタクシーの運転手をやっていると伝えられたこともあった。だが高齢化が進み、医療の水準が上がるにつれて、より多くの医師が必要になり、医師の過剰は自然に解消されていった。また医療を含む社会保障費の増大は、消費税の増税などで賄っているが、これも国民の納得のうえで行っていることである。

とはいえ、ドイツやフランスでも、医療機関へのアクセス制限は行われている。たとえば、ドイツでは開業医は一般医と専門医に分かれており、患者は原則として、まずかかりつけの一般医の診察を受けなければならない。そこで必要に応じて、専門医あるいは病院に紹介されるという仕組みになっている。医療費抑制が目的だ。

また医療への市場原理導入も緩やかに進んでいる。とくにドイツは国民皆保険制度をしいていないので、一部の富裕層は民間の医療保険に加入している。加入者は、保険料に応じて、政府が運営する医療保険の枠外の診療も受けられるようになっている。さらに国営の医療保険の加入者でも、民間医療保険に入ってプラスアルファの医療を受けることが出来るようになっている。その中には、個室に入れるとか、医師を指名出来るといったサービスも含まれている。しかしほとんどの医療ニーズは、国営の保険の枠内で保証されているため、アメリカのような著しい格差は生じていない。

一方、フランスは日本と同様の国民皆保険制度を採っている。フランスでは従来、日本と同様、医療機関へのアクセス制限をほとんど設けていなかったが、近年かかりつけ医制度の導入をはじめ、緩いながらもアクセス制限を行っている。日本との最大の違いは、医療費の支払い方法である。外来診療においては、まず患者が医療費の全額を医療機関に支払い、その後、医療保険（疾病保険金庫）から、自己負担分を除いた金額が償還される。我々日本人の感覚ではどこか不公平なイメージがあるが、フランス人はこの制度を「受診の自由」と呼んでいる。たとえ一時的でも医療費を払いたくなければ、医療を受けなければいい。それがフランス式の自由だ。そして、この仕組みが、安易に医者にかかることに対する歯止めとなっているのも事実である。OECDの資料によれば、国民一人当たりの外来受診回数は、日本が年間一四・一回。フランスは僅か六・九回だ。

入院に関しては、患者は自己負担分のみを病院に支払えばいい。フランスの入院医療費は、いわゆるホテル・フィーと実際に行われた医療行為に対する費用の二つに分かれているが、自己負担額は、前者が一五ユーロ／日、後者が最大で一八ユーロ／日となっている。

北欧は専門医不足

一方、デンマークやノルウェーなどでは、科目によっては、手術患者の「待機リスト」が組まれている。実は医師が豊富なスウェーデンですら、「待機リスト」が存在する。これらの国々の医療制度はドイツに近い。医療費は保険料や税金で賄われ、患者個人負担は軽い。病院の多くは事実上の国公立病院。自由診療の民間病院も存在するが、患者の大半が国公立病院で診療を受けている。病院へのアクセス制限はないか、あっても緩い。

待機リストの長さは、病気の種類によってかなり異なっている。たとえばノルウェーでは肺がん手術の「待機リスト」の長さが問題になっているし、デンマークでは心臓や膝、股関節手術で長い「待機リスト」が組まれている。またスウェーデンでも股関節手術など主に整形外科領域の「待機リスト」が長くなっている。

これらは医師数の不足が原因というよりも、むしろ科目間の偏在が原因と考えるべきだろう。やはりどこの国でも外科系の医師が不足気味なのである。加えて北欧諸国は人口も少ない。スウェーデンの人口密度は日本の一七分の一、ノルウェーは二八分の一である。人口密度が低い土地では、何でも屋の医師のほうが、需要が高い。日本でも、地方に行くほど専門医よりも一般医のニーズが増していく。

専門医不足に対する有効な手立てとなると難しい。スウェーデンでは患者を半年以上待機させてはならないという法律が作られている。しかし人工股関節手術などでは、それを超えて待機させられている患者も少なくない。

それに対して、デンマークでは入院待機が二ヶ月以上に達した患者については、国外の病院で手術を受けることを認める制度が出来ている。費用は税金で負担している。これはこれで、正しい選択肢のひとつだろう。デンマークのような小国が、ありとあらゆる分野の専門医を過不足なく整えること自体、あまり現実的とは言い難い。足りない分は国外で調達するほうが手っ取り早いし確実だ。医療サービスの国際分業と捉えれば、むしろ納得出来る話である。

以上のように、医療制度は国によって様々だし、医師不足の様相も様々だ。しかし日本の人口一〇〇〇人当たりの医師数は、これらの国々よりも少ない。それでありながら、患者はどの医療機関を受診しようと、まったくの自由である。ありとあらゆる専門科目を自由に選ぶことが出来るし、紹介状がなくても大学病院を受診することすら可能である。またそれを当然のことと思っている。しかも病院窓口で支払う金額はごく僅かだ。わざわざ医師不足を助長し、かつ患者がちょっとしたことで医師にかかることを奨励しているようなものである。このまま持ちこたえられるわけがない。日本の医療制度は、医師不足と国民医療費の両面で、もはや限界に達しているのである。

第7章　日本が採り得る医師不足対策

対策はあるのか

日本の医師不足はすでに後戻り出来ない段階に達している。よほど楽観的な人でもない限り、このことを否定することは出来ないはずだ。したがって医師は足りているのかどうかという問題は、すでに決着したと言っていい。とすれば、次に来るのは、この事態にどのように対処していくかという問題に尽きる。医師が足りないのであれば、もっと増やす方策はないのか。あるいは足りないなりに、うまくやっていくための対策はないのか。それらを考えることのほうが、より重要であり、現実的である。

この章では、国として日本が採り得る対策について、考えてみることにしよう。それには、すでに医師不足を経験中の各国の対策を参考にするのがいい。とりわけイギリスの対策が参考になる。一九九七年に誕生したブレア政権のもとで、様々な対策が講じられ、なかでも次の三つが有効であることが明らかになっている。

一、医学部の定員を増やす
二、国外から医師を輸入する

三、患者を国外に輸出する

カナダ、オーストラリアなどでも同様の医師不足対策を採っている。何もせずに、最終的にアメリカ型に近いところに落ち着かせるという手もある。それは取りも直さず、これまでの国民皆保険制度を崩壊させることを意味する。あるいは国としては、本当はそれを狙っているのかもしれない。

しかしここでは、国民皆保険制度を維持するという前提のもとに、イギリス型の医師不足対策が日本でも有効かどうかを見ていくことにしよう。アメリカ型にするのはいつでも出来るのだから。

医学部の定員増

医師不足を解消するうえで、もっとも確実で、かつ分かりやすい対策は、医学部の定員を増やすことだ。実際、ブレア政権は、発足直後から医学部の定員を大幅に増やし、医師の育成を進めた。そのかいあって、医師の人数は徐々に増加している。

第2章でも述べたように、日本の医学部の定員は一九八七年以降、一貫して減らされてきた。一九八一年において八三六〇人だった定員が、二〇〇四年には七六二五。年間七〇〇人以上も医師の供給が減らされてしまった。二〇〇六年八月には一一大学の医学部の定員を一〇名ずつ増やすこと、二〇〇七年八月には各都道府県で五人程度増やすことが決まった。だがこれだけでは、あまりにも少な過ぎて、話にならない。

では、どのくらい定員を増やしたらいいのだろうか。

すでにたびたび触れたように、二〇二五年における診療医師数は、約三二万人である。それも七〇歳以上の医師まで総動員したと仮定した場合の数字である。一方、厚生労働省の予測によれば、二〇二五年の国民医療費は六五兆円に達することになる。一般診療医療費だけでも五〇兆円前後になる。これだけの医療サービスを提供するためには、五〇万人の医師が必要になる。三二万人では到底足りない。さらに二〇万人近くを追加しなければならない。しかも、それを二〇二五年までに達成しなければならない。

もちろん無理な相談だ。医学部を全国に何百校も新設しない限り、それだけの人数を育成出来ない。日本医師会の四九兆円という数字で考えたとしても、医学部を一〇〇ヶ所くらいは新設する必要がある。どちらにしても、不可能な話である。

仮に医学部の定員を大幅に増やせたとしても、新たな問題が持ち上がる可能性が高い。イギリスは、あまりにも急激に定員を増やしたために、新卒医師の研修ポストが不足し、職を得られない若い医師が数千人に達してしまった。彼らの多くは、医師として仕事に就くことを断念するか、外国に就職先を探すかの選択に迫られている。深刻な医師不足の一方で、職にあぶれた医師が大量に発生するという、大きな矛盾を背負い込む結果となった。ブレア政権を継いだブラウン政権にとって実に頭の痛い問題だが、日本も政策を一歩間違えれば、同じ轍を踏むことになる。

それに少子化という現実もある。

医学部に進学する学生の多くは、一般論として勉強がよく出来る。とりわけ国公立や一流私立大学の医学部ともなれば、理系のトップクラスの学力が要求される。しかし医学部の定員を大幅に増やすことは、理工系の優秀な人材を根こそぎ医療に投入することに等しく、それは日本の他の産業、とりわけ製造業にとっては致命的な結果をもたらすことになる。政府や、とくに経済財政諮問会議などが、頑なに「医師は足りている」と言い続けている背景には、こういうこともあるに違いない。

出来ることは、せいぜい医学部の定員を一九八〇年代の水準に戻し、プラスアルファとして新たに数ヶ所の医学部を新設するところまでだろう。合計一〇〇〇人程度の定員増である。焼け石に水といった数字だが、今の日本の国力では、それが精一杯だ。医師を自前で育成して医師不足を解消するという対策は、ほとんど期待出来ないということである。

医者の輸入

そうなると、すでに一人前となっている医師を国外から連れてくるのが手っ取り早い。医師の輸入である。実際、イギリスではブレア政権発足後、大量の医師を外国から輸入している。とくに発展途上国出身の医師が多い。世界銀行の調べによれば、イギリスの医師の実に三一パーセントが、外国生まれということだ。

西側各国は、アフリカをはじめとする発展途上国から、毎年大勢の医学生を受け入れている。イギリスなどはかつて世界中に植民地を持っていたことから、とくにそうした留学生が多い。本来、それらの留学生は、教育と研修が終われば本国に帰国して医療に携わるべき人材である。しかしイギリス政府は、そのほとんどをとどめおき、診療に当たらせているし、本国に帰った医師たちさえも呼びもどしている。さらにアメリカやカナダに留学したものまでも、イギリスに招致している。なりふり構ってはいられないのだ。

そのことは、たとえばインターネットでイギリス移民局（Immigration and Nationality Directorate）のウェブサイトにアクセスすれば、誰でも簡単に確認することが出来る。イギリスには伝統的に移民を受け入れる文化が根付いている。何か人手不足の職種があると、足りない人材を積極的に国外から受け入れる。今も様々な職種の人間を募集しているが、その目玉となっているのが医師なのだ。GP、病院勤務医を問わず、あらゆる科目の医師を、政府主導で募集している。

しかしイギリスのこのやり方が、国際的な批判を浴びているのも事実である。発展途上国側にしてみれば、せっかく育った大切な人材を奪われてしまうことになり、黙って見ているわけにはいかない。アメリカやカナダにしても、これは由々しき事態である。なぜならこの二つの国も医師不足だからだ。せっかく育てた留学生をイギリスに持っていかれるくらいなら、自分たちで囲っておいたほうがいい。またオーストラリアも主に東南アジアから医師の輸入を行っている。かくして今や、医師は貴重な〝貿易商品〟になりつつあるのである。

自前で十分な医師を育成出来ないとすれば、日本も同様に、国外から医師を輸入する以外にない。しかし日本がそれをやろうとしても、うまくいきそうにない。なぜなら日本語という大きな参入障壁があるからだ。英語が話せる医師は、世界中に大勢いる。日本語が話せる医師となると、日本に留学したことがある医師に限られてしまう。中国や東南アジアなどを中心にある程度の人数がいるものの、医師不足を解消出来る数には到底満たない。医師の輸入は、日本にとってはあまり効果的な策とは言えないのである。

それどころか、逆に日本から国外に医師が流出してしまう可能性すらある。アメリカの動き次第で国際的な医師市場が大きく変わってしまうからだ。

第6章で触れたように、アメリカは医師不足を市場原理で覆い隠している。しかし、さすがに国民の評判は悪い。そのためビル・クリントン大統領の時代に、国民皆保険制度の法案が議会に提出されたことがある。その時は、幸か不幸か法案は否決されてしまった。だがヒラリー・クリントンが次期大統領として選出されれば、再び法案が提出されるのは確実視されている。

ところが仮に法案が通ってアメリカが国民皆保険に移行すると、医師不足の実態が一気に顕在化してしまう。国民皆保険を謳っておきながら、実際には医師不足のため医療を受けられない患者が大勢出現することになる。それを防ぐためには、医師を世界中から掻き集めなければならない。今のところ、アメリカは国外からの医師の参入をかなり厳しく規制しているが、それを一気に緩めることになる。そうなったら日本の医療はおしまいだ。日本人医師が大量にアメリカに流れることになるだろう。しかも優秀な医師からアメリカに流れていくことになるだろう。なにしろ実力さえあれば、巨万の富を得られる国なのである。競争は厳しいに違いないが、メジャーリーグでプレイするという魅力も大きい。もちろん日本だけでなく、中国や東南アジアの医師たちも大量にアメリカに流れることになるだろう。わざわざ日本に来るような医師はいなくなるため、医師の輸入は困難になる。

さらに、医師の輸入は新たな問題も生み出している。二〇〇七年六月にイギリスのロンドンとグラスゴーで発生した爆弾テロ事件では、犯人として逮捕された八人のうち七人が、中東出身の医師や医学生、残りの一人もやはり中東出身の病院の検査技師、つまり全員が医療関係者だったのである。外国人医師の入国審査をもっと厳しくするべきか。しかし外国人医師から敬遠されてしまうとイギリスの医療は成り立たなくなる。ブラウン政権はここでも難しい舵取りを迫られている。

外国人医師を大量に招聘することになれば、日本でも同様の問題が発生する危険性が十分にある。医師の輸入は、単に医師不足の解消だけでなく、国際的な様々な問題を孕んでいるのである。

患者の輸出

医師の輸入も当てになりそうもない。そうなると、残された策は患者輸出ということになる。なにやら物騒に聞こえるかもしれない。しかし患者が（自らの意思で）外国の病院で医療を受けるということであり、決して患者を海外に売り飛ばそうという話ではない。経済学的に言えば、医療サービスの輸入である。患者が国外の病院に行くことは、国外で生産された医療サービスを購入することであり、医療サービスの実質的な輸入と言うことが出来る。しかしそういう理屈は面倒なので、ここでは患者輸出という、直感的に分かりやすい表現を使っているのである。

すでにイギリスでは本格的な患者輸出が行われている。輸出と言っても、患者が自腹を切って国外に行くのであって、今のところ国策として行っているのではない。だが、少なくとも禁止したり制限したりする動きはまったくない。それどころか、国がそれを奨励しているフシがあるし、税金を使って患者を国外に送るプロジェクトも試験的に行われている。

患者側にしても、これが最後の手段となる。国内にとどまっていても、自分の番がいつ回ってくるか分からない。もちろんイギリス国内の民間病院に行けば、すぐに診てもらえるのだが、そうすると全額自己負担になってしまう。国外の病院で治療を受けてもその点は同じだが、イギリスの民間病院よりも遥かに安い。渡航費を入れても国外のほうが安上がりな場合が多いのである。

医療を受けるために国外に出ることを、メディカル・ツーリズム（medical tourism）という。本来は医療と観光を組み合わせた新しい旅行形態を指す言葉だ。日本風に書けば、温泉旅行を兼ねて、観光地の病院に人間ドックを受けに行くようなことである。

しかしイギリス人のメディカル・ツーリズムはそんなほのぼのとしたものではない。文字通り、命と財布を秤《はかり》にかけて踏み出す旅行なのだ。ロンドンにはすでに幾つものメディカル・ツーリズム代理店が出来ており、患者のニーズと予算に合わせて最適な旅行プランを提供してくれる。行き先は、数年前まではフランスが中心だった。フランスの医療費はイギリスよりも安いうえに、ドーバー海峡トンネルが出来たため、アクセスもいい。数日間行って、手術を受けて帰ってくるには大変都合がいいのである。

しかし最近では、インドが脚光を浴びている。インドの医師数は、人口一〇〇〇人当たり僅か〇・六人に過ぎず、世界一九二ヶ国・地域中一一三位に位置している。言うまでもなく典型的な医師不足の国であるが、貧富の差が激しく、下層階級は医療には縁がない。医師になるものは上流階級出身者に限られていて、多くがアメリカやイギリスなどの一流大学で医学を学んでおり、国際的にも高い評価を得ている。それでいて医療費はイギリスの民間病院の数分の一で済んでしまう。たとえばイギリスの民間病院で二万ポンド（約四八〇万円）の心臓手術が、インドでは八〇〇〇ドル（約九六万円）ほどだ。渡航費を加えても、十分にお釣りがくる。

今やインドはメディカル・ツーリズム産業の世界的中心地になりつつある。インド政府

も この分野に力を入れていて、二〇一二年には一〇億から二〇億ドルの産業に育てようと目論んでいる。もちろんイギリス人が最大の顧客だが、最近ではアメリカやカナダからも患者が集まっている。アメリカの医療費はイギリスよりもさらに高いため、インドの安さは魅力的なのである。またカナダでも長い「待機リスト」が作られているため、すぐに治療を受けたい人は海外に行くしかない。

イギリスの「待機リスト」が改善されたのは、ブレアの医療改革よりも、メディカル・ツーリズムによるところが大きかったと言われるほどである。具体的なデータはないが、毎年相当数の患者が国外に出ている。そして日本においても、これから始まる本格的な医師不足に対応していくためには、メディカル・ツーリズムを積極的に採り入れていく以外に道はないだろう。

インド以外にも、メディカル・ツーリズムの産業化に熱心な国が幾つかある。アジア地域では、シンガポールとマレーシア、タイも本腰を入れている。とくにシンガポールは、政府主導で「シンガポール・メディシン」というキャンペーンを展開し、やはり二〇一二年までに三〇億シンガポールドルという規模の産業にしようとしている。これらの国にとって最大の顧客は、アラビア半島の国々だ。アラブ首長国連邦などは、人口当たりの医師数が日本と変わらないのに、多くの患者を国外の病院に送っている。費用は全額、国が負担している。そして患者の最大の受け入れ先がシンガポールなど三国というわけである。他にはフィリピンや台湾なども市場への参入を狙っている。

これらのアジア諸国にとって、日本の動向は見逃せないはずだ。今でも大勢の日本人が観光と合わせて美容形成やレーシック手術（レーザーを使った視力矯正手術）などのために渡航している。なかには腎臓を「買い」に行く患者もいる。これから日本の医師不足がさらに進めば、心臓病やがんなどの患者も大挙して押し寄せるはずだ。大きなビジネスチャンスが目前に迫っているのである。

政府に期待は出来ない

問題は金だ。アラブ首長国連邦は国が費用を負担しているが、イギリスなどでは今のところ原則として患者の自腹である。日本はどうなるのだろうか。

実は日本の場合、健康保険が適用されることになっている。健康保険の中に「海外療養費支給制度」が組み込まれている。日本国内で同じ医療を受けた場合の医療費を計算し、そこから個人負担分（基本的に三割）を引いた金額が、帰国後に健康保険組合から還付されるという仕組みである。もともと旅行やビジネスで渡航した人が、現地で医療を受けた場合の救済措置として設けられたものだ。しかし、渡航目的を限定していないため、今のところ治療目的で渡航しても、この制度を利用することが出来る。

ただし、適用の対象になっているものは、あくまでも健康保険の対象となっている医療に限られる。美容形成やレーシック手術は対象外なので、還付を受けることが出来ない。

さらに、日本の医療費は世界的に見てもかなり安い。東南アジアや中国、韓国と比較してもまだ安い。概ね三分の一から三分の二である。先ほどの心臓手術で言えば、日本の手術費は約五〇万円。インドの半分である。ましてヨーロッパやアメリカと比較すると、数分の一である。還付される金額は、あくまでも日本の健康保険を基準に計算した額だから、海外で治療を受ければ必ず大赤字になる。

たとえばフランスを旅行中に虫垂炎にかかり、手術と四日間の入院を余儀なくされたとしよう。この場合、日本円で約九〇万円の医療費がかかる。旅行保険に加入していなければば、医療費は全額個人負担となる。もちろん日本に戻ってきてから申請すると、還付金がもらえる。だが日本で同様の医療を受けた場合、健康保険内の医療費は約一五万円に過ぎない。しかも三割は個人負担と計算されるので、残りの七割、つまり一〇万円ちょっとが、健康保険から還付されるだけである。

逆に言えば、日本の医療費は、他の国に比べて非常に低く抑えられてきたのである。そのように無理矢理に医療費を抑えようとした結果が、今の医師不足を招いてしまったのだし、その対策としてメディカル・ツーリズムを利用しようという時になって初めて、日本の医療費の安さ、外国の医療費の高さをしみじみと実感することになる。我々は、医療費をさんざんケチったしっぺ返しを、これから受けようとしているのである。

しかも日本政府がメディカル・ツーリズムを率先して推奨することは、まず有り得ない。医師はとりあえず足りているというのが、彼らの主張なのだから。メディカル・ツーリズムはあくまでも患者個人の問題として、見て見ぬふりを決め込むに違いない。まして渡航費の補助や、治療費の内外価格差の補償など、まったく期待出来ない。それに、やりたくてもそんな金はどこにもない。政府としては、じっと黙って成り行きに任せる以外にない。

国内で医師の大量育成は出来ない。国外からの医師の輸入もままならない。メディカル・ツーリズムを国策として推奨するわけにもいかない。日本はほとんど無策のまま、本格的な医師不足時代に突入してしまうことになる。もはや国にはほとんど何も期待出来ない。だからこそ、「医師の需給に関する検討会報告書（二〇〇六年）」でも、楽観的なことしか述べていない、いや、そう述べる以外になかったのである。

第8章　医師不足時代を生きる

日本の医療の将来像

結局、どう転んでも国には何も期待出来ない。これからの日本の医療をどうするつもりなのか、政治家にも官僚にもビジョンはない。二〇〇七年の参院選の際には、各政党が突然取って付けたように〝医師不足対策〟を公約に掲げたが、選挙が終わってしまえばどこ吹く風といった趣である。となると、ほとんど成り行き任せで、このまま行くところまで行ってしまうことになりそうである。しかし具体的にどうなるかについては、まだ分からない。

第6章でも述べたように、日本の医師不足に対処する道は、長い「待機リスト」に象徴されるイギリス型と、市場原理に基づくアメリカ型の二つしか、今のところモデルとして検討出来るものがない。

限られた医療サービスを、順番を待つという形で分け合うか、支払う金の多寡で分け合うかの違いである。いや、緊急性や重大性で分け合うべきだという考えもあるかもしれない。実際、イギリスの「待機リスト」では、重症度に応じて待機期間を調整するようになっている。ただし入院が必要な患者はいずれにしても重症であるため、目立って順位が上がるようなことはない。問題はいろいろあるが、ある意味での公平さがあるという点で、イギリス型とアメリカ型がもっとも分かりやすいのは否めない。

日本のように政府が無策のままでいれば、成り行きでイギリス型とアメリカ型の折衷案の形で落ち着くことも、有り得ないことではない。概ね次のようなものになるだろう。

まず、人気の高い病院から、「入院待機リスト」が作られていく。「待機リスト」といっても、イギリスやカナダでは国策として国の管理の下に作られているが、日本政府にはそこまでの勇気はない。各病院の責任において、勝手にやれという姿勢を採るに違いない。

実際、すでに人気の高い病院では「待機リスト」が作られている。国立がんセンターでは、私が居た一九九〇年代後半の時点で、すでに事実上の「待機リスト」が組まれていた。手術希望者が多いためがんの部位によっては、二ヶ月、三ヶ月待ちも珍しくなかったようだ。なかには肺がんで半年待ちという患者すらいたという。そういうことが少しずつ全国に拡大していき、救急以外では入院待ちは当たり前という状況になっていく。

もっとも、病院単位の「待機リスト」がきちんと運用されるとは限らない。いや、日本人の国民性から考えて、ザルのような「待機リスト」になるに違いない。コネがあったり、社会的地位が高かったりする患者が優先され、そうでない患者がより長く待たされることになるだろう。今でも私立の有名病院の多くがそうなっていることは公然の秘密である。

その点、イギリス人はきっちりとしている。「待機リスト」の運用は公平に行われており、情実が加わる余地はない。だからこそ、患者は「待機リスト」に従って待ち続けることが出来るのである。しかし、日本ではそのような運用が不可能であることは、誰でもすぐに理解出来るはずだ。

次に外来制限が始まるはずである。この点に関しては、厚生労働省も覚悟を決めているようだ。第5章で触れた、大病院などの外来縮小の方針がそれである。もっともこれも、すでに個々の病院で始まっている。大病院の総合診療科がそれだ。総合診療科とは、早い話が町の内科診療所と同じものが病院内にあると思えばいい。二〇〇〇年前後から大学病院を中心に導入が始まり、今ではほとんどの大病院で設置されている。総合診療科で軽症と診断された患者は、近所の診療所に紹介される。その程度で来ないでくれというのが、病院側の本音なのである。国の政策如何にかかわらず、このように外来制限も急速に拡大していき、病院は診療所の紹介状がない患者を診ないようになっていくだろう。成り行きのままに、イギリスのGP制度に近いものに落ち着くのである。

その一方で、健康保険が適用にならない自由診療が広まっていく。今のところ自由診療は美容形成などの特殊な医療に限られているが、一般的な医療でも急速に拡大するはずだ。東京などには、すでに富裕層向けの病院やクリニックが何軒もあり、高い会費を支払ったメンバーだけが、特別の医療・健康サービスを受けられるようになっている。そういうシステムが全国的に広がっていく。さらに、患者が希望する「名医」の手術を受けられるなど、支払い額に応じて様々なオプションが付けられるようになるだろう。自由診療の価格は、病院やクリニックが独自に決めていいことになっている。日本の医療費は国際的にも激安価格だ。今の保険診療の二倍ないし三倍取っても、患者は集まるに違いない。もちろん全額個人負担となるが、それでも海外で治療を受けるよりも割安になる。アメリカ型医療が、日本でも金持ち向けに用意されるようになる。

また、自由診療と保険診察を併用する混合診療が解禁される可能性も高い。歯科では昔から混合診療が認められており、義歯や歯冠の材質を患者が選べるようになっている。金に糸目を付けなければ、金歯でも、本物と見分けがつかないセラミック素材でも自由に選ぶことが出来る。ただし保険内でと言うのであれば、それなりの素材のものしか使えない。当然ながら、支払いのいい患者ほど優遇されることになる。一般医療でも混合診療が解禁されれば、やはり金を持っている患者ほど有利になることは否めない。結果的には自由診療と大して変わらないものになっていくはずだ。

命は金で買うもの

とにかく金である。いい医療を受けたかったら、それ相応の金を積む以外にないし、それが出来なければ、それなりの医療で満足するしかない。そういう時代が確実にやってくる。

日本に住んでいる我々は、医療は安いものだという錯覚に陥っている。とくに、一九七三年から老人医療費の無料化が政策として実施されたため、医療は只という認識が国民全体に深く根付いてしまった。さすがに今では所得に応じて一割から三割の負担となっているが、医療費の単価そのものが非常に安く抑えられているのは、すでに見てきた通りだ。しかも日本には「医は仁術」という思想が根付いている。医者は金のことを言っても考えてもいけない。ひたすら患者を救うことのみを思うべきであるという思想だ。山本周五郎が描いた赤ひげが、いまだに医師の理想像として信奉されている。

しかし赤ひげが現代にタイムスリップしてきたとしても、やはり金勘定をしないわけにはいかないだろう。赤字覚悟で東京の小石川辺りに病院を開設したとしても、金がなければいい医療は出来ない。給料が安ければ、優秀な医師やスタッフは集まらない。ろくな医療機器もクスリも買えなくなる。冷暖房すら満足に入れられなくなるし、病室の蛍光灯なども二本に一本は間引かなければならなくなる。今や公立病院は、国や自治体から莫大な補助金を貰ってかろうじて持ちこたえているのだし、民間病院の多くは差額ベッドや人間ドックなどで稼いで、かろうじて持ちこたえている状態だ。本当に赤ひげ流の病院経営をやろうと思ったら、聴診器一本で診察し、赤ひげ先生自らが裏庭で薬草を栽培して、煎《せん》じて患者に飲ませるような話になってしまうだろう。

それに日本人も、そろそろ本格的にメディカル・ツーリズムを考えなければならないところまで来ている。海外に出て行って「医は仁術」などと叫んでみても、誰も相手にしてくれない。金がないと分かれば、たちまち門前払いだ。

ドイツ、フランスなどはそうならないために国民が莫大な税金や社会保険料を負担し、かつ医師数を増やしてきた。だからこそ、今日でも充実した医療が維持出来ている。日本のように、国民が医療費が上がるのも保険料が上がるのも嫌だと言い、国が医師を増やすのも嫌だと言っていたのでは、これから先、まともな医療を維持出来るわけがないではないか。そして、今から何をしても到底間に合わないほどに、医師不足が進行してしまったのだ。自分の命は自分の金で買うという時代を、我々が自ら招いてしまったようなものである。認識を大きく改めなければならない。

海外で医療を受けたかったら、その分の金を今から蓄えておかなければならない。それとあとひとつ。せめて英会話を習得することだ。シンガポールやインドなどで手術を受けようと思ったら、英会話が必須になる。日本語は通じないと考えておいたほうがいい。誰だって言葉の通じない医師や看護師に命を委ねたくはないだろう。

ブラック・ジャックはほろ苦い

いい医療を受けるためには、金を使わなければならない。そのように言うと、「医者も結局は金が欲しいのだ」と誤解されるかもしれない。そういう医師が絶対にいないとは言えないが、私が知っている医師たちの多くは、大金を稼ぎたいと思っているわけではない。彼らもまた、いい医療を行いたいのである。医師としての充実感を得たいのだ。そのためには、患者一人にかける時間と労力を増やさなければならない。しかし今の保険医療制度の下では、そうすることは不可能に近い。患者と医師の双方が納得出来る医療を実践するためには、一日当たりの患者数を減らし、治療費を割り増さなければやっていけない。日本の医療が、少なくとも部分的に混合診療や自由診療に移行するのは、もはや避けられないことなのである。

私が考えるに、日本の医療に大きな影響を与えた人物が三人いる。先ほどの赤ひげ先生、『白い巨塔』の財前先生、そして手塚治虫のブラック・ジャック先生だ。この三人は、それぞれ博愛主義、権威主義、そして実力主義を象徴している。多くの日本人が、これら三人をミックスした医師像を思い描いているし、医師になった人たちも、心の片隅でこの三人を意識し続けている。

もちろん赤ひげ先生が人気ナンバーワンだ。実は、若い医師の中には赤ひげ先生のようになりたいと思っているものが、今でも大勢いる。ところが現場に出てみると、赤ひげでは身が持たないし、病院経営も成り立たないことが分かってしまう。理想と現実があまりにもかけ離れているがゆえに、職場を放棄してしまう医師が跡を絶たないのだ。

財前先生のような大学教授は、一九八〇年代や一九九〇年代まではまだ残っていたが、最近ではすっかり影を潜めてしまった。とくに二〇〇四年度に新臨床研修制度がスタートしてからは、絶滅危惧《きぐ》種に登録されるくらいに激減してしまった。すでにある種のパロディーと化していると言っていい。

これからはブラック・ジャックの時代になるのかもしれない。アメリカ型の医療が日本に浸透していけば、結局そういうことになる。医療の質という点から見れば、それは好ましいことでもある。アメリカのトップレベル医師の実力は、日本の医師とは段違いに高いという。またそうでなければ、患者も大金を払わない。アメリカ型医療のいいところは、医師がプロフェッショナルに徹している点だろう。だからこそ、毎年数億円も稼ぎ出せる医師たちが大勢いるのである。

ただし、ブラック・ジャックの時代は多くの庶民にとって、ほろ苦いものになることは間違いない。ブラック・ジャックは患者から大金をせしめるが、自分が気に入った患者には只で手術を行うなど、時々優しい面を覗《のぞ》かせることがある。それはアメリカの一流医師たちも同様で、毎年一人か二人の患者を選び、慈善行為として只で医療を施すことがある。そのことがある種のヒューマン・ドキュメンタリーとして受け止められ、アメリカの医療全体を照らす一条の光明ともなっている。しかし、医師たちのそのような善意、ないしは気紛れの恩恵に浴することが出来る患者はごく僅かに過ぎないことも、否定しようのない事実である。

健康を増進せよ

深刻な医師不足は、医療サービスの量的変化を招く。そして量的変化は医療の質的変化をもたらすことになる。その変化は、これまでの国民皆保険、健康保険制度を根幹から揺るがすものになるはずである。

富裕層の多くは、健康保険を頼らなくなるだろう。それよりは富裕層向け病院の会員になるほうがいい。あるいは外国の民間医療保険に加入するものも出てくるはずだ。それ相応の保険料を支払わなければならないが、商品によっては世界中どこの病院で治療を受けても保険が適用されるようになっている。それに対して日本国内で売られている民間医療保険は、国内のみにしか通用しない。しかも健康保険の補完的な役割しか果たさない。二〇二五年までには、現在の民間医療保険の価値は著しく低下するに違いないし、そんなものに頼ろうとする人も激減するに違いない。そもそも入院出来なければ、保険金も下りてこないのだから。

会員制病院のメンバーにもなれず、外国の高価な保険にも加入出来ない一般人は、仕方がない、自分の健康は自分で守るしかないということになる。要は病気にならなければいいのである。とくに生活習慣病に気を付けていればいい。風邪などは寝ていれば治る。医者がどれだけ不足しようと、病気にならなければ関係ない。

政府は二〇〇三年から健康増進法を施行して、国民の健康の自己管理を推進しようとしている。健康増進法の第二条には、国民の責務として次の一文が掲げられている。

国民は、健康な生活習慣の重要性に対する関心と理解を深め、生涯にわたって、自らの健康状態を自覚するとともに、健康の増進に努めなければならない。

健康の増進が国民の責務だと法律に定めたのである。しかし、そう努めなかったとしても、罰則規定があるわけではない。ペナルティのない法律が効力を持つのだろうか。この法律が施行された当時、私は大いに疑問に思ったものだが、今になってその真意が分かったような気がする。病気になること自体が重いペナルティになる時代が来るのだから。治療を受けるためには何ヶ月も待たなければならなくなり、すぐにやってもらおうと思ったら、大金を払わなければならなくなるのだ。

この法律はあくまでも国民医療費の抑制を目指して作られたものである。しかし、これを作った厚生労働省の官僚たちは、その時点ですでに医師不足の現状を認識していたはずである。当然ながら、彼らはイギリスをはじめとする各国の医療についても普段から情報収集を行っている。そういうことを考え合わせると、この法律の真意は別のところにあるのではないかと疑いたくもなってくる。もしかすると健康増進法とは、言わば、国が国民に向けて発した最終警告のようなものなのかもしれない。もうじき医療が受けられない時代が来るぞ、今から備えておけ。この法律で、そういうことを暗に伝えたかったのかもしれない。かなり穿《うが》った見方かもしれないが、国は国民に真実を知らせないまま、健康増進法によって自らの健康は自己の責任で守れと言おうとしているのではないだろうか。

健康に脅かされる時代

いや、健康増進法にはもっと恐ろしい意味が隠されているかもしれない。

日本では職場健診や住民健診が当たり前の年中行事になっており、これらによって、生活習慣病をはじめとする様々な病気の兆候が見つかることがある。その際に、病院などに行き、早々に治療を受ける人もいるが、そうでない人も大勢いる。よく知られている事実である。

問題はここである。健診で病気の兆候が見つかったにもかかわらず、医者にもかかからず、これといった予防策も講じないままに病気を悪化させてしまった患者に対して、その医療はどうあるべきか。ただでさえ医師が足りない時代が来るのである。自分の健康を自分で守ろうとしなかった患者と、出来るだけの努力をしたにもかかわらず不幸にして病気になった患者の医療が、まったく平等であっていいのだろうか。諸外国ではこのような問題はほとんど生じない。なぜなら日本人ほど生真面目に健診を行っていないからである。しかも検査項目も日本ほど細かくはない。だから喫煙習慣があるかないか程度しか、問題になることはない。

対する日本は健診をきっちりと行い、しかも健康増進法によって国民の責務が定められている。二〇〇八年からは、メタボリック症候群と診断されたものに対する生活習慣指導まで義務付けられる。これを足がかりに、健康増進に努めたかどうかで、医療の配分を決めようとする動きが一気に表面化するかもしれない。たとえば、長年にわたって血糖値が高いことが指摘されてきたにもかかわらず、糖尿病が相当悪化するまで放置してきた患者がいるとしよう。この患者は医療を受ける権利があるのだろうか。少なくとも他の〝真面目な〟患者と等しい医療を受ける権利があるのだろうか。

今までは、こういう問題が本気で議論されることは少なかった。しかし医師不足が本格化し、乏しい医療サービスを分け合わなければならなくなってくると、どうしてもこの種の不平等感が生じてくるのは仕方がない。だがこの議論を突き詰めれば、医療は不健康な生活を送ってきた人のためにあるのか、健康な生活を送ってきた人のためにあるのかという、なんとも釈然としない問題に行き当たってしまう。医療は健康人のためにあるという、逆説的な結論にまで到達してしまいそうである。

こうした議論はこれから先、避けて通れなくなってくるに違いないし、不健康な暮らしをしている人が社会から白い目で見られるのは、昨今の禁煙運動を見ても明らかである。しかしそれが行き過ぎると、ある種の〝健康恐怖政治〟と化してしまう。我々は常に健康であることを強いられ続けながら、生活していかなければならなくなるのである。健康が脅かされるのではなく、健康に脅かされる時代の到来である。来たるべき日本の医師不足時代は、そのような側面も併せ持っていることを、我々は今から覚悟しておくべきなのかもしれない。

おわりに

この本を書いている真っ最中、私は奇しくも三重県の小さな大学に赴任することになった。放射線技師や管理栄養士、理学療法士など病院で働く様々な専門技術者を育成するための大学だ。そこで医療情報学という科目を教えることになったのである。

三重県と言えば、医師不足が進んでいる県のひとつである。だから、医者が足りなくて、深刻な事態に陥っているのだろうと思って行ってみると、実は案外そうでもない。私が赴任した大学では、三重県とその周辺の大学や病院で長年医師として働いてこられた方々が何人も教鞭を執っている。そこで早速、医師不足について訊《たず》ねてみると、概ね次のような返事が返ってきた。

確かに最近は若い医師が地元に定着しない。皆、名古屋や大阪、東京の病院に出て行ってしまう。しかし東京などはこれから医者が余るに違いない。あれだけ全国から集めているのだから、すぐに医者が余るはずだ。しばらくすれば皆戻ってくる。地方の医師不足は一過性のものに過ぎないのだと。

しかしこの本で示したような数々の証拠をお見せすると、ほとんどの人が押し黙ってしまった。否定しようのないデータばかりなのだから、反論の余地はない。半分納得出来ない口調で、「本当に足りないのかなあ」と自分で自分に言い聞かせるように呟《つぶや》く人もいた。

三重大学医学部の知人に聞いたところ、確かに医師不足はあるという。とくに県南部は相当厳しいらしい。また最近は卒業生のうちで、県内に留まってくれるのは六割に満たないそうだ（それでも六割近く残っていれば、かなり優秀ではないか！）。

ところがどうやら、患者の流出も少なくないらしい。三重県には新幹線がなく、飛行場もない。だから大変な田舎かと思いきや、四日市や鈴鹿から近鉄特急で名古屋まで数十分。新幹線に乗り換えれば東京まで、合計三時間で着いてしまう。また津や松阪などからは、同じく近鉄で大阪まで一時間半ほどだ。手術を受けなければならない患者の中には、地元の病院よりも名古屋をはじめとする大都市の病院に行ってしまう人が大勢いるのである。これだけ病院ランキングだ、名医だとマスコミが騒いでいるのである。少しくらい時間がかかっても、いい病院に行ったほうが安心だし、向こうに着いたら即入院なのだ。地元で医療を受けろと強制するわけにはいかないのである。

一方、東京の友人たちからは、医師不足がさらに深刻化している状況が刻々とメールで知らされてくる。たまに東京に戻って彼らと会うと、話題といえば医師不足のことで持ちきりだ。なにしろ東京には、日本中から患者が集まってくるのである。医師を増やしても増やしても、とても間に合わない。

つまり、これから本格的に医師が不足するのは、地方ではなく、むしろ大都市ということである。地域の医療は、結局のところプライマリーケアと慢性疾患の治療が中心だ。また、医師の中には田舎暮らしがいいという人も、必ず一定数いる。だから地方における医師不足はそろそろ一段落し、今後は東京をはじめとする大都市の病院で、深刻な医師不足が始まるはずである。そして医師不足は対岸の火事と思って傍観している都会の人々の多くが、遅かれ早かれ、その渦中に立たされることになる。

翻って考えてみると、医師不足は国際的な潮流であるとも言える。世界の人口は六六億人と言われている。その全員に、質の高い最新の医療を湯水のごとく提供することは、経済的にも人的にもおそらく不可能である。そもそも日本をはじめとする先進国の繁栄が、その他の国々の貧困によって支えられてきたという現実もある。それによって、日本は国民全員に安価で質のいい医療を提供出来てきたのである。

その貧富のバランスが、今や世界規模で変わろうとしている。以前に比べると国家間の格差が縮まったが、逆に国内の格差は急速に拡大しつつある。それは日本だけでなく、世界的な潮流である。その急激な変化の中で医療をどうするのかが、今我々に問われているのである。

先進国が従来通りの医療を自力で維持しようとすれば、厖大な社会保障費や税金を免れることは出来ないし、その重圧は、結局のところその国の経済を停滞させることになるかもしれない。一方、発展途上国にとっては、医療サービスが経済資源となり得る時代になった。当面は自国民の医療を後回しにしてでも、国外からの患者を受け入れることにより、貿易収支の改善を図ることが出来るのである。

しかし医師不足と言っても、明日から日本国内で医療を受けられなくなるというような、激烈な変化が生じるわけではない。少しずつ段階を踏んで、緩やかに進行していくことになるだろう。我々には、医師不足に慣れるだけの時間的余裕が与えられている。

また国としても、その都度、様々な医師不足対策を講じていくに違いない。たとえ小手先の対策であろうと、急激な変化を抑えるのには役立つはずである。

ただし、問題の本質は、限られた医療資源をどのように配分するかである。その議論を抜きにして、事態が勝手に進んでしまう懸念も大きい。

日本の医療はこの先どのように変貌《へんぼう》していくのだろうか。第8章で私の予想を簡単に述べたが、最終的にどのように落ちつくかは現時点ではまだ見えていない。ただし現行の国民皆保険・健康保険制度の大幅な見直しが必要になることは、まず避けて通れないのではないかと私は考えている。

本書を執筆するに当たり、多くの医師たちと議論を行ってきた。とりわけ東京都保健医療公社大久保病院の島陽一郎医師、東京医科歯科大学の柴田匡邦医師、高田英明医師、タケダライフサイエンス・リサーチセンターの木村美恵子所長には、原稿の下書きを読んでいただき、様々なご意見を賜った。この場を借りて感謝の意を表したい。

また、この本を出版するに当たって尽力していただいた、集英社の小林薫氏、創美社の寺岡雅子氏、アップルシード・エージェンシーの鬼塚忠氏、清水浩史氏をはじめとする関係者の方々にも感謝の意を表します。

二〇〇七年九月

永田　宏

図表制作／ＭＯＴＨＥＲ

永田 宏（ながた ひろし）

一九五九年生まれ。医学博士、理学修士。鈴鹿医療科学大学教授。八五年筑波大学大学院修士課程理工学研究科修了。オリンパス光学工業、KDDI研究所で医療情報研究に従事。NPO法人日本医療情報ネットワーク協会理事、タケダライフサイエンス・リサーチセンター客員研究員、日本医療情報学会会員。著書に『販売員も知らない医療保険の確率』など。

貧乏人《びんぼうにん》は医者《いしゃ》にかかるな！ 医師《いし》不足《ぶそく》が招《まね》く医療《いりょう》崩壊《ほうかい》

集英社新書〇四一三I

二〇〇七年一〇月二二日 第一刷発行

著者……永田《ながた》 宏《ひろし》

発行者……大谷和之

発行所……株式会社集英社

東京都千代田区一ツ橋二―五―一〇 郵便番号一〇一―八〇五〇

電話 〇三―三二三〇―六三九一（編集部）
〇三―三二三〇―六三九三（販売部）
〇三―三二三〇―六〇八〇（読者係）

装幀……原 研哉

印刷所……大日本印刷株式会社 凸版印刷株式会社

製本所……加藤製本株式会社

定価はカバーに表示してあります。

ISBN 978-4-08-720413-1 C0247

a pilot of wisdom

集英社新書　好評既刊

紳士の国のインテリジェンス
川成 洋　0401-D

英国の世界戦略を影で狙ったスパイたち。S・モームやG・グリーンら実在の「ジェームズ・ボンド」の素顔。

ビートたけしと「団塊」アナキズム
神辺四郎　0402-B

団塊世代の象徴的存在・ビートたけしの人気を分析。彼の背後にいる700万人の「団塊」たちの正体を暴く。

「不育症」をあきらめない
牧野恒久　0403-I

流産を繰り返す「不育症」を適切に治療すれば年間5万人超の赤ちゃんが誕生！　少子化対策の盲点をつく。

性のこと、わが子と話せますか？
村瀬幸浩　0404-E

性の低年齢化が進む今、子供の質問や思春期の悩みにどう答え、対処する？　親のための実践的会話指南。

王様は裸だと言った子供はその後どうなったか
森 達也　0405-B

誰もが知っている古今東西の物語を痛快にパロディ化。ドキュメンタリー作家のユーモア溢れる現代文明論。

米原万里の「愛の法則」
米原万里　0406-F

人と人、国と国…。稀有の作家が伝えたかったのはコミュニケーションの大切さ。最初で最後の講演録。

銀行 儲かってます！
荒 和雄　0407-B

いまだ懲りないメガバンクの本音を見抜き、大切な財産を守り増やすための具体策を、元・銀行支店長が指南。

非線形科学
蔵本由紀　0408-G

生命体から非生命体まで森羅万象を形づくる意外な法則。現代物理学の最前線を第一人者が解説する入門書。

愉悦の蒐集 ヴンダーカンマーの謎〈オールカラー〉
小宮正安　005-V

欧州の貴族や学者たちが情熱を傾けて蒐集した珍奇な品々を陳列する〈不思議の部屋《ヴンダーカンマー》〉を再発見。図版多数。

官能小説の奥義
永田守弘　0410-F

1万冊から厳選したとっておきの〝官能表現〟を満載。他に類を見ない豊穣な日本語の奥深い世界を堪能する。